Sebastian Rose • Rainer Korn

Dorsch

Einbandgestaltung: Luis Santos
Titelbild: Matthias Wendt, www.media-army.de

Bildnachweis: Autoren bzw. Michael Eisele (S. 17-23); Arne Seiberlich (S. 72/73);
Frank Brodrecht (S. 4, 78); Martin Liebetanz (S. 93-101); Felix Schwarte (S. 133
oben); GP-Fotos -fotolia.com (S. 134); Frank Kaseler (S. 138 u. li.); Robert Schmidt
(S. 138 u. re.); Zeichnungen: Kutter & Küste, S. 11 (Jürgen Scholz); S. 40 (Petra
Bork); S. 47 (Hannes Dänekas); S. 57, 90 o. und 106/107 (Rainer Jahnke);
S. 83 skagerboat.no

Alle Angaben wurden gründlich geprüft. Eine Haftung der Autoren oder des
Verlages und seiner Beauftragten für Personen-, Sach- und Vermögensschäden ist
ausgeschlossen.

ISBN 978-3-275-01974-8

Copyright © 2014 by Müller Rüschlikon Verlag
Postfach 10 37 43, 70032 Stuttgart
Ein Unternehmen der Paul Pietsch Verlage GmbH & Co. KG
Lizenznehmer der Bucheli Verlags AG, Baarerstr. 43, CH-6304 Zug

1. Auflage 2014

Sie finden uns im Internet unter
www.mueller-rueschlikon-verlag.de

Lektorat: Frank Weissert
Innengestaltung: NovoTec, 73765 Neuhausen
Druck und Bindung: Appel & Klinger Druck und Medien GmbH
96277 Schneckenlohe
Printed in Germany

Inhalt

Inhalt

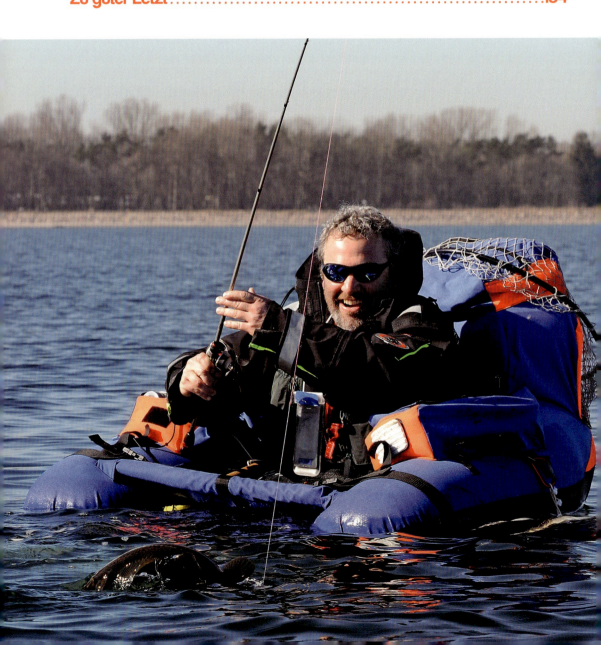

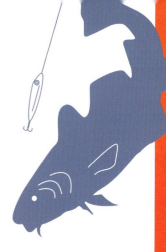

Einleitung

Ein ganz besonderer Fisch

Im Jahr 1997 erschien ein Buch des US-Bestseller-Autors und Journalisten Mark Kurlansky mit dem Titel: »Kabeljau – Der Fisch, der die Welt veränderte«. Wir bekamen dieses über 300 Seiten starke Werk etwas später in die Hände und dachten: Na, ein bisschen kleiner hätte es wohl auch getan. Die Worte » ...der die Welt veränderte« erschienen schon ziemlich hoch gegriffen.

Doch bereits nach den ersten Seiten der Lektüre war man gefesselt – Kurlansky verstand es unglaublich gut, die ganze Geschichte dieses faszinierenden Fisches zu erzählen, berichtete von »Kabeljau-Kriegen« und mittelalterlichen Rezepten. Spannend erzählt, eine echte Fundgrube auch für deutsche Meeresangler, deren Brotfisch Nummer 1 der Dorsch war und ist. Leider ist dieses einmalige Buch nicht mehr auf Deutsch und bei uns auch nicht in der englischsprachigen Originalausgabe gedruckt zu bekommen. Allerdings noch als Kindle-Version in elektronischer Form.

Uns interessiert in diesem vorliegenden Buch allerdings eher die heutige Zeit: Wie lässt sich dieser Fisch mit der Angel fangen? Welche Geheimnisse lassen sich über den Dorsch berichten? Dazu einige packende Storys wie beispielsweise den Weltrekordfang von Michael Eisele aus dem Jahr 2013. Der vorangegangene Rekord hatte unglaubliche 44 Jahre Bestand gehabt und war am 8. Juni 1969 (!), als die Autoren dieses Buches noch überzeugte Windelträger waren, vom US-Amerikaner Alphonse Bielevich vor der nordamerikanischen Küste mit 44,76 Kilo aufgestellt worden.

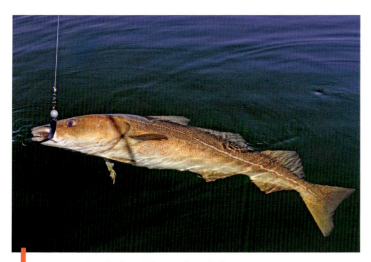

Der Dorsch: Ein faszinierender Fisch, der seit Jahrhunderten den Menschen bewegt.

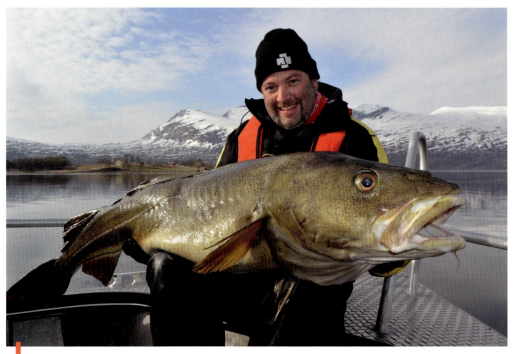

¦ *Rainer Korn mit einem Dorsch von über 50 Pfund. Gefangen an einer Spinnrute*
und mit einem Gummifisch am 50-Gramm-Jigkopf in 16 Metern Tiefe!

Auch in der Kutter&Küste-Redaktion hatten wir oft diskutiert, welcher Rekord wohl als nächstes fallen würde. Den Dorsch-Weltrekord hielten wir aufgrund der jahrzehntelangen intensiven Befischung für die Ewigkeit in Stein gemeißelt und unangreifbar. Am 28. April 2013 bewies Meeres-Profi Michael Eisele mit seinem unglaublichen Fisch von 1,60 Meter (!), dass nichts für die Ewigkeit gemacht ist – auch nicht der Dorschrekord. Wir haben seine packende Geschichte in dieses Buch mit hineingenommen, weil sie auch zeigt, welche fast schon magische Anziehungskraft von diesem Fisch ausgeht – erzählt von Michael ganz persönlich.

Wie Kurlansky in seinem Buch berichtete, wurden um den Kabeljau wahre Kriege geführt; zum Glück mit nur weni-

gen Toten, aber dennoch mit erbitterter Härte um Fanggrenzen und -mengen sowie Hoheitszonen.

Wir berichten in unserem Buch auch über das Dorschangler-Paradies Island. Dass das nicht immer so war, führt Kurlansky in seinem Buch aus: Die Dorschbestände, für die Isländer von lebenswichtiger Bedeutung, nahmen durch die intensive Befischung nach dem 2. Weltkrieg schweren Schaden. Also dehnten die Isländer ihre Hoheitszone erst auf acht und später auf knapp 100 Kilometer aus (heute liegt sie bei 200 Kilometern!). Für die dorsch-versessenen Engländer und auch Deutschen ein Affront. Die britischen und deutschen Trawler ließen sich durch britische Kriegsschiffe schützen! Es kam zu mutwillig herbeigeführten Kollisionen auf beiden

Seiten. Die Isländer entwickelten gar eine »Schleppnetz-Schere«, mit der sie die Netze der ausländischen Trawler auf See kappten. Es kam zu schweren diplomatischen Verwicklungen und handfesten Auseinandersetzungen, bei denen es wie durch ein Wunder zu keinen Schiffsuntergängen und Toten kam.

Heute wird die große Hoheitszone der Isländer respektiert. Die fantastischen Dorschbestände heutzutage vor der Eisinsel sind eine Folge dieser harten Haltung der Isländer sowie ihrer strikten eigenen Fischereipolitik.

Auch der nordnorwegische Bestand an Dorschen ist als sehr gut zu bezeichnen – auch hier eine Folge des strikten und verantwortungsvollen Fischereimanagements. So gilt der *skrei*, der wandernde, nördliche Laichdorsch, als bester in Sachen Dorschfleisch. Und aufgrund der bestandsschonenden Fischereipolitik geht das auch in Ordnung.

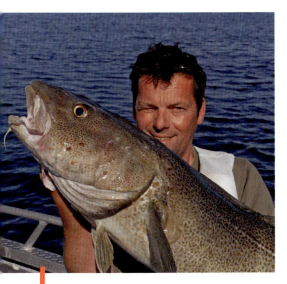

Sebastian Rose mit einem Prachtexemplar aus Mittelnorwegen.

In der Ostsee sieht's diesbezüglich leider nicht so gut aus und eine wirklich verantwortungsvolle Bestandspolitik ist seitens der EU leider nicht zu erkennen. Zwar hat sich das in den vergangenen Jahren etwas verbessert, aber leider stehen die kommerziellen Interessen der Fischer noch immer im Vordergrund bei den Entscheidungen über Fangquoten und Schutzgebiete. Es ist absolut unverständlich, warum die Verantwortlichen nicht begreifen, dass die Ostsee wesentlich mehr Schutz vor fischereilicher Ausbeutung benötigt, wenn auch zukünftig noch Dorsche durch ihre Fluten ziehen sollen.

Angler tun gut daran, sich an Mindestmaße zu halten, zu kleine Fische wieder vorsichtig vom Haken zu lösen und zurückzusetzen. Wissenschaftliche Untersuchungen aus dem Jahr 2013 haben gezeigt, dass die Überlebensquote zurückgesetzter Dorsche bei niedrigen Wassertemperaturen bis an die 100 Prozent reicht! Auch dem winterlichen Laichdorschangeln auf der Ostsee sollten sich vernünftige Angler verweigern. Wenn dereinst dann – hoffentlich – die Bestände wieder so goldig sind wie in Nordnorwegen, kann man neu darüber nachdenken. Abgesehen davon gilt das Fleisch des laichenden Ostseedorsches, im Gegensatz zu dem seines nordeuropäischen Artgenossen, als minderwertig.

In diesem Buch erfahren Sie alles über den faszinierenden Fisch Dorsch: Wo und wie er lebt und wo und wie Sie ihn fangen können. Sie finden klassische Methoden wie das Pilken genauso wie Gummifischangeln oder die Dorsch-Pirsch vom Ufer oder Kajak. Wir nehmen Sie mit auf den Dorschkutter und verraten, wie Sie dem gefleckten Burschen von der Küste aus erfolgreich nachstellen. Wir stellen einige der heißesten Reviere für Dorsch ausführlich vor beschreiben, wie Sie dort mit Erfolg auf ihn angeln. Auch der kulinarische Aspekt kommt nicht zu kurz: Wir zeigen in einem Fotoreport, wie ein Dorsch fachgerecht filetiert wird, was es mit der berühmten Dorschzunge auf sich hat und stellen eine kleine Auswahl interessanter Rezepte vor.

Warum eigentlich sprechen die Angler immer vom Dorsch, der Fischer aber meist vom Kabeljau? Dorsch ist sicherlich der ursprüngliche Ausdruck, das sieht man auch an den ähnlich klingenden nordischen Namen des Fisches wie torsk, dem polnischen dorsz, dem estnischen tursk oder dem finnischen turska.

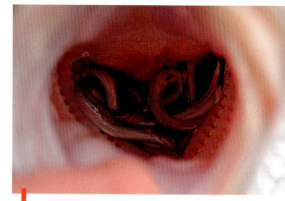

Ein gieriger Raubfisch: Dieser Dorsch hatte sich bereits den Wanst mit Sandaalen vollgeschlagen , als er trotzdem noch auf einen großen Gummifisch biss.

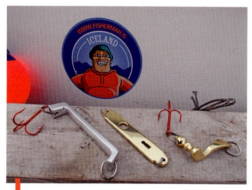

Mit Türklinken auf Dorsch? Wo so etwas erfolgreich möglich ist – auch das erfahren Sie in diesem Buch.

Dort, wo der Dorsch als Nahrungsmittel auftauchte, ohne selbst in den Gewässern heimisch zu sein, trägt er meist einen anderen Namen wie im Spanischen bacalao, im Portugiesischen bacalhau und im Rumänischen bacaliar. Dieser Ausdruck stammt wohl vom lateinischen Wort baculus ab, dem Stock. Es beschreibt, wie der

Fisch in damaligen Zeiten für die langen, ungekühlten Transporte in diese Länder vorher präpariert wurde: nämlich auf Holzgerüsten – so wie man es heute noch in Nordnorwegen praktiziert. Als Stockfisch gibt's das Wort sogar auf Deutsch.

Obwohl diese Methode des Haltbarmachens an sich heutzutage nicht mehr notwendig wäre, es gibt schließlich Kühlwagen und -häuser, wird die Tradition beibehalten. Länder wie Italien oder Spanien kennen Dorsch seit vielen Generationen, ja seit Jahrhunderten nur als Trockenfisch-Variante und haben dafür spezielle, ausgeklügelte Rezepte entwickelt. Mit einem frischen Dorschfilet wären die Köche dort wohl hoffnungslos überfordert ...

Der Name Kabeljau hat wohl einen ganz bestimmten Ursprung und dieser erklärt auch, warum der Dorsch vor allem in kommerziellen Kreisen so genannt wird. Er stammt vom niederländischen Kabeljouw. So soll ein großer niederländischer Fischaufkäufer eben diesen Namen getragen

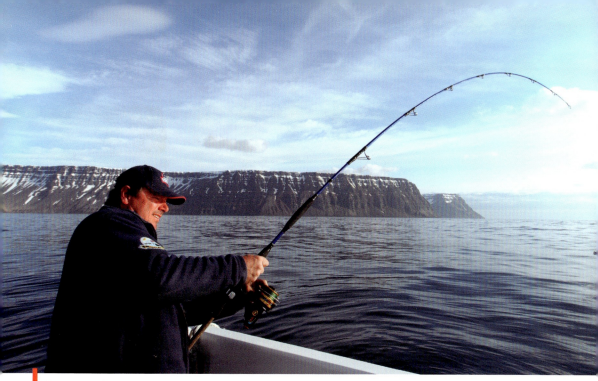

Dorschanglers Himmel liegt im Westen: Vor Island rauben gigantische Dorschschwärme.

und seine Handelsstation im norddänischen Nordjütland gehabt haben. Da er so ziemlich alle Dorsche aufkaufte, die angelandet wurden, verknüpften die Fischer seinen Namen mit dem des Fisches und nannten den Dorsch fortan Kabeljouw – oder auf Deutsch eben Kabeljau.

In Norwegen beispielsweise, das eigene Transportwege und Fischgroßhändler hatte, wurde und wird der Begriff Kabeljau dagegen nicht benutzt. Immer wieder wird behauptet, so auch bei Wikipedia, der Ostsee-Dorsch heißt eben Dorsch und der Nordsee-Dorsch halt Kabeljau. Doch das ist so sicherlich falsch. Auch wird oft gesagt, der laichreife Dorsch wäre der Kabeljau. Auch diese sich hartnäckig haltende Erklärung entbehrt jeder Grundlage und ist der Fantasie entsprungen.

Fest steht: Der Dorsch ist wirklich ein faszinierender Fisch, der bereits seit Jahrhunderten im Fokus des Menschen steht. Und für Angler, die in der Ostsee, auf dem

dänischen Gelben Riff oder vor Norwegen und Island angeln, stellt er meist die begehrteste Fischart dar.

Auch die Vielfältigkeit der Angelmethoden, mit denen man dem Meeres-Leoparden nachstellen kann, macht

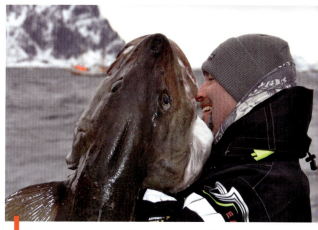

Nordnorwegen und insbesondere die Lofoten sind der Inbegriff für den winterlichen Laichdorsch, den skrei. Die größten werden heutzutage vor der nordnorwegischen Insel Sørøya gefangen ...

9

ihn so spannend: Ob vom Kutter auf Ost- und Nordsee, mit dem Belly-Boat, Kajak oder kleinem Motorboot, ob mit der Brandungs-, Spinn- oder Fliegenrute von der Küste – der Dorsch ist in Sachen Vielseitigkeit eine mehr als interessante Beute. Und dass er in der Küche ebenfalls eine solche abwechslungsreiche Figur macht, ist zwar schlecht für ihn, aber gut für uns! In diesem Sinne wünschen wir Ihnen mit der Lektüre dieses Buches viel Freude, Lesevergnügen und dass es Ihnen dabei hilft, Dorschländisch besser zu verstehen und erfolgreicher auf den räuberischen Bartelträger zu fischen – verantwortungsbewusst und waidmännisch fair.
Rainer Korn & Sebastian Rose

Die Autoren online
Rainer Korn im Internet:
www.rainerkorn.de
www.facebook.com/rainerkornfishing
www.kutter-und-kueste.de

Sebastian Rose im Internet:
www.angelcoach.de

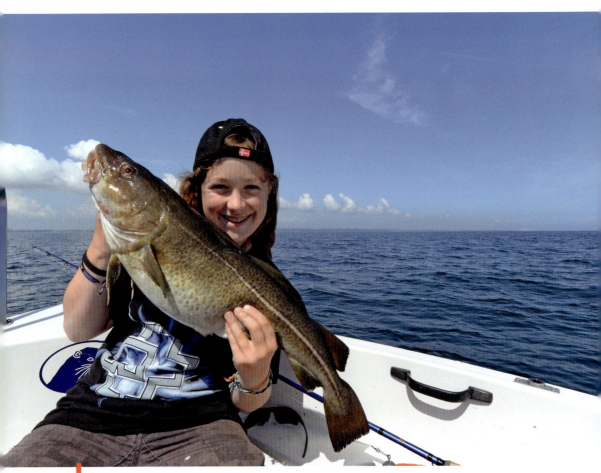

Auch die Ostsee hält marmorierte Schätze bereit wie diesen Dorsch aus Langeland. Doch die Ostsee-Bestände sind starken Schwankungen unterworfen und gefährdet.

Steckbrief Dorsch (lat. Gadus morhua)

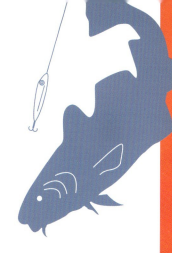

Steckbrief

Vorsicht Vollbluträuber! Sehr gierig und gefräßig, oft in Gruppen auf Beutezug unterwegs. Auf seinen Fang ist eine Belohnung ausgesetzt (in Form von leckeren Filets). So ungefähr könnte ein

Dorsche besitzen einen kräftigen Körper mit einem großen Kopf, der fast ein Drittel der gesamten Länge ausmacht. Eine markante Bartel am kürzeren Unterkiefer ziert jeden Dorsch, aber nicht jede mit dem Dorsch verwandte Fischart wie beispielsweise den Seehecht. Dorsche besitzen drei Rückenflossen, zwei kräftige Brustflossen, zwei kleine Bauchflossen, die erste und zweite Afterflosse sowie eine gut ausgebildete Schwanzflosse. Die hell abgehobenen Seitenlinien verlaufen vom Schwanzende bis zum Anfang der zweiten Rückenflosse mittig auf den Flanken und steigen zum Kopf hin an.

I *Ein gefräßiger Raubfisch, der sowohl an der Angel als auch in der Küche eine erstklassige Figur macht: der Dorsch!*

Steckbrief in alten Wildwest-Geschichten auf den Dorsch zugeschnitten werden. Wir Angler sind da genügsamer, die Jagd mit der Angelrute oder Leine nach einem der wohl bekanntesten Fische in kühleren Meeren lässt allerdings auch Legenden schreiben. Dazu später mehr, erst mal sollten wir uns ein Bild verschaffen von unserem »Star« im Meer und diesem Buch.

Die marmorierte Farbgebung an den Flanken variiert je nach Lebensraum. Halten sich die Fische vorwiegend in Tang und Algenbewuchs auf, zeichnet den im Angeljargon klassischen »Tangdorsch« eine rötlich bis bräunliche Färbung aus. Dorsche, die über Sandböden im Freiwasser und größeren Tiefen schwimmen,

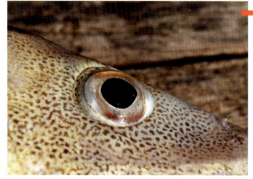

Schau' mir in die Augen, Kleines! Die verhältnismäßig großen Augen weisen den Dorsch als Sichtjäger aus – doch er findet dank sehr sensibler anderer Sinne seine Beute auch in stockfinsterer Nacht.

sind hingegen gräulich und beige gefärbt. Alle Dorsche wiederum haben eine weiße Bauchseite.

Die Laichzeit erstreckt sich von Januar bis April, bei einer Wassertemperatur zwischen 4 und 6 °C. Im nördlichen Nordatlantik kann nach einem kalten Winter auch schon mal bis in den Mai gelaicht werden. Ostseedorsche werden ab 43 Zentimeter geschlechtsreif, während der Bestand in Mittelnorwegen und in der Nordsee erst mit 50 Zentimetern laichreif ist. Die großen Wanderfische vor Island und Nordnorwegen sogar erst mit 65 Zentimetern.

Dorschdamen schaffen es bei 170 Zentimetern auf Gewichte bis über 50 Kilo. Die Herren schneiden da von Länge und Gewicht deutlich schlechter ab. Ob Männlein oder Weiblein, eins haben beide Geschlechter dann doch wieder gemeinsam: Spätestens mit 25 Jahren machen die Flossen schlapp und ihre Lebenszeit geht zu Ende. Dorsche sind schnell wachsende gierige Allesfresser mit einem oft unersättlichen Appetit. Von Schalentieren jeglicher Art über Würmer und andere Weichtiere bis zu Fischen wird kein Halt gemacht.

Vor ein paar Jahren gelang Sebastian Rose der Fang eines schönen um die zehn Kilo schweren Nordatlantikräubers. Der Fisch war, obwohl die Laichzeit vorüber war, unglaublich fett. Beim späteren Filetieren fand er in der Bauchhöhle 13 noch nicht mal angedaute Heringe!

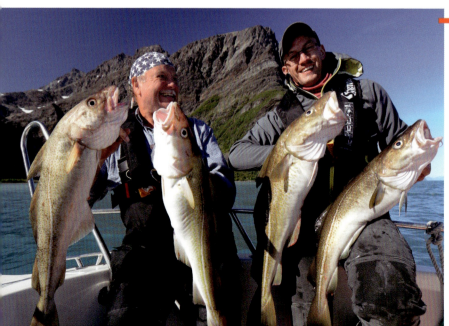

Die meisten großen von uns mit der Angel gefangenen Dorsche sind Mädels. Die Jungs sind kleinwüchsiger und werden selten länger als 80 Zentimeter. Ob Mann oder Frau: Diesen beiden glücklichen Dorschanglern ist das angesichts dieser tollen Fische wohl egal.

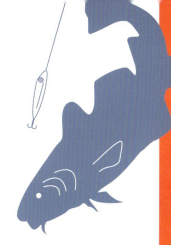

Der Fisch, der die Welt bewegte

Ob Kabeljau, Dorsch, torsk, bacalhau oder ..., fangen und essen tun wir ein und denselben Fisch. Die verschiedenen Namensgebungen verdankt dieser Fisch einem ganz anderen Phänomen, seiner Weltberühmtheit! Der Name Kabeljau entstand dabei wie schon weiter oben erwähnt aus dem Niederländischen. Die Behauptung einiger, Dorsche leben in der Nord- und Ostsee und Kabeljau vor Norwegen und Island, hinkt gewaltig und lässt auf Unwissenheit schließen. Fakt ist, dass viele Endkonsumenten ohne Bezug zum Angeln eher ihre Geldbörse bei dem Wort Kabeljau öffnen, als wenn Dorsch auf dem Schild in der Auslage steht. Wie auch immer: Große Städte an der nordamerikanischen Ostküste verdankten noch lange vor Ford und Wolkenkratzern ihre Namen dem Dorsch. Ein wenig in Vergessenheit geraten sind beispielsweise sogar die mehr in der Mitte des Landes gelegenen Städte Detroit und Boston, beide auf »Dorsch gebaut«! Heutzutage sind es nur noch Namen wie »Fisher Island« oder die Grand Banks. Die einst legendären Fischgründe vor der Ostküste Nordamerikas sind schon lange leer gefischt, und selbst weiter gen Norden in Neufundland sind Dorsche Mangelware

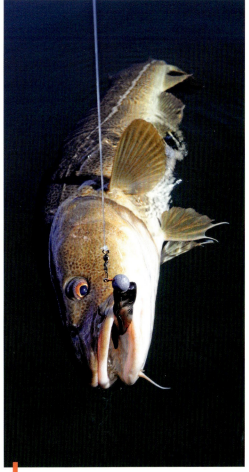

Der Dorsch ist im Grunde genommen wesentlich berühmter als einige unserer vergänglichen menschlichen Stars.

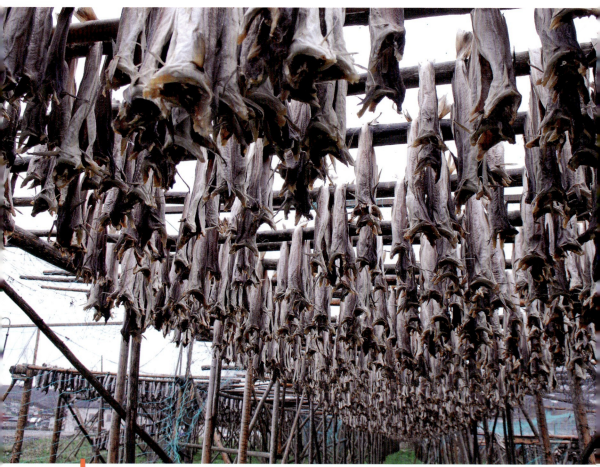

Die Dorsche werden im Nordland mit der Haut über Monate an eigens dafür errichteten Holzgerüsten in der salzhaltigen Nordatlantikluft getrocknet.

und stehen unter Schutz. Da sieht es an unseren europäischen Küsten noch ganz gut aus, wobei die Bestände in einigen Bereichen ebenfalls rückgängig sind. Aber davon in einem anderen Kapitel mehr.

Sehen wir doch einmal genau auf das, was den Dorsch auf unserem Erdball so berühmt gemacht hat. Neben seinen vielen Namen, den wirtschaftlichen Bedingungen und den später beschriebenen »Kabeljaukriegen« ist Dorschfleisch in allen Variationen einfach weltweit beliebt. Während die Neufundländer

ganz frischen Dorsch in dicker Suppe mit Speck am liebsten noch auf dem Boot verzehren, stehen die Mittelmeervölker auf Trockenfisch, der erst einmal mindestens einen Tag in Wasser eingelegt wird, bevor eine Mahlzeit daraus zubereitet werden kann. Unsere Freunde aus den Nordländern lieben es wie ihre Vorfahren, die Wikinger, rustikal und essen den Dorsch am liebsten roh, ein paar Monate an der salzhaltigen Luft getrocknet. Selbst bei den Japanern ist Dorsch mittlerweile ein angesehener Speisefisch, in welcher Form verzehrt auch immer.

Überall Dorsch

Auch bei uns Anglern ist der marmorierte Räuber ein äußerst beliebter Fisch. Viele, die ihre ersten Erfahrungen in den kühleren Meeren suchen, fangen mit einem Dorsch am Haken an. Klar, dafür sind auch unsere Printmedien, TV-Sendungen, DVDs und einige andere mediale Kräfte verantwortlich. Letztendlich ist der Dorsch aber auch ein relativ einfach zu fangender Fisch, gesetzt den Fall, es gibt in dem Angelgebiet noch Kandidaten der Art. Mit den richtigen Ködern an guten Angelstellen ist an einem Tag auf oder an dem salzigen Nass durchaus eine Fischkiste voll Dorsch zusammengeangelt.

Bei unseren Besuchen in den Nordländern, und das sind nicht wenige im Jahr, treffen wir immer mehr auf Angler aus sämtlichen Nationen. Dabei sind es nicht nur Europäer, die den Dorschen nachstellen, Norwegen wird auch immer mehr von anderen Kontinenten auf unserem Planeten wahrgenommen und besucht. So sind bei der Dorsch-Weltmeisterschaft im Frühjahr auf den Lofoten über zehn Nationen des gesamten Erdballs vertreten.

Eins möchten wir da noch für uns Angler festhalten, um den Bestand in kommenden Zeiten auch weiter im »grünen Bereich« zu halten. Ist der Angeltag gelungen oder die Urlaubswoche in Norwegen, Dänemark oder Polen erfolgreich, sollte jeder Angler sich auch an die gesetzlichen Bestimmungen halten und keine untermaßigen Fische entnehmen oder über eine Quote angeln, egal ob auf Stückzahl oder Kilo berechnet. Ansonsten wird der Fisch, der die Welt bewegt, immer mehr an den Rand der

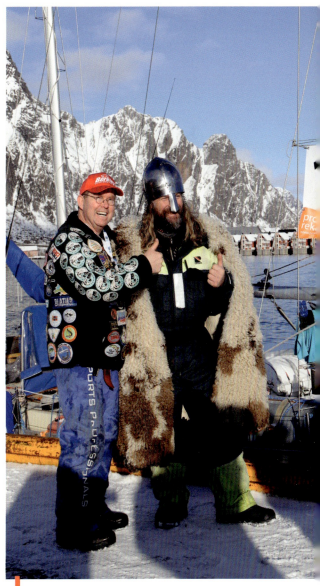

Die Dorsch-Weltmeisterschaft unter Anglern wird jedes Jahr Mitte März auf den fischreichen norwegischen Lofoten ausgeangelt. Jeder, der sich rechtzeitig anmeldet, darf mitmischen.

Welt gedrückt und ist dann, wie viele andere freilebende Fischarten, auf den roten Listen zu finden.

Die Kabeljaukriege

Bei den drei so genannten Kabeljau- oder Dorschkriegen gerieten gleich einige verschiedene Länder aneinander. Ausschlaggebend dabei war das Fischereirecht um Island und natürlich die guten Dorschbestände in den dortigen Gewässern. Island erwirtschaftet seit eh und je einen großen Teil seiner Exportgeschäfte durch den Fischfang. Vor sage und schreibe über 100 Jahren hatte die damals unter dänischer Flagge regierte Insel das 3-Seemeilen-Abkommen in Kraft gesetzt.

Als Ende der 50er Jahre modernisierte Fischfangflotten aus England vor der Küste Islands auftauchten, entschloss sich Island, wegen drohender Überfischung eine 12-Seemeilen-Zone um die Insel zu legen. Nach kleinen Scharmützeln zwischen Briten und Isländern auf See entschieden die Vereinten Nationen. England musste die 12-Seemeilen-Zone schlucken. Damit war der erste Fischkrieg um die Insel Geschichte.

Weitaus turbulenter ging es 1972 zu. Wiederum wegen Überfischung legte Island eine 50-Seemeilen-Schutzzone um die Insel. Großbritannien und auch Deutschland wollten dies nicht anerkennen, was zu ernsthaften Auseinandersetzungen auf See führte. Dabei kappten isländische Marineboote die Stahltrossen der Schleppnetze von Trawlern, die innerhalb der 50-Seemeilen-Schutzzone fischten. Durch Einlenken der Amis, die einen Verlust ihres Luftwaffenstützpunktes auf Island befürchteten, wurde der Konflikt beigelegt und damit auch der zweite Dorschkrieg um die Insel aus Feuer und Stein.

Richtig heftig wurde es dann nur zwei Jahre später. 1974 legte Island eine 200-Seemeilen-Schutzzone um die Insel, was ein Jahr später zu massiven Problemen führte. England schickte gezielt Trawler in Begleitung von Kriegsschiffen in die Küstengewässer Islands. Auch deutsche Trawler und Schiffe aus anderen europäischen Ländern missachteten die neue Schutzzone und nahmen diese sogar zum Anlass, noch dichter in den Küstengewässern vor Island zu fischen. Ein Konflikt schien unvermeidlich, und als sich einige Schiffe auf hoher See zu rammen anfingen, brachen die diplomatischen Beziehungen zwischen England und Island ab. Nur mit »Fingerspitzengefühl« wurden weitere Konflikte vermieden und England akzeptierte 1976 die 200-Seemeilen-Schutzzone um Island. Ein Jahr später zogen alle Staaten der europäischen Wirtschaftsgemeinschaft nach. Damit war auch der dritte Dorschkrieg überstanden und Island hatte seine noch immer fischreichen Gewässer vor den großen modernen Fischflotten geschützt.

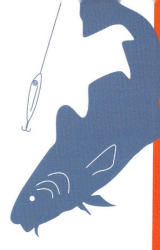

Storys

Der Weltrekorddorsch von Sørøya

Die nordnorwegische Insel Sørøya ist DAS Ziel für Großdorschangler. In keinem Revier weltweit werden so viele 30-Kilo-plus-Fische gefangen wie dort. Der wandernde *Skrei*, wie der spätwinterliche Dorsch dort genannt wird, taucht im März und April in riesigen Schwärmen auf. Michael Eisele konnte dort 2013 den Dorsch-Weltrekord brechen, von dem Experten geglaubt hatten, er stünde für die Ewigkeit. Hier sein ungekürzter, persönlicher Bericht über den Fang eines wahren Giganten.

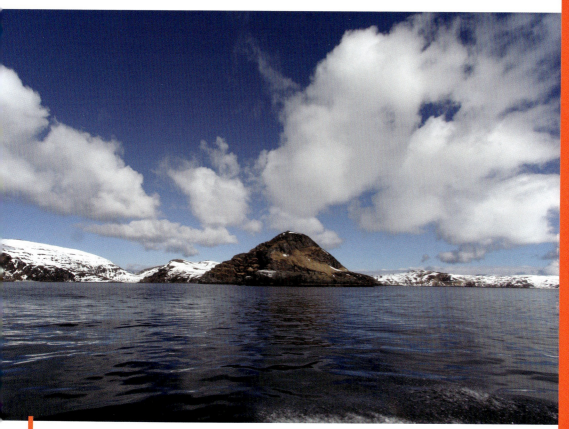

Im Breivikfjord vor der Insel Sørøya tauchen im März die Dorschriesen auf.

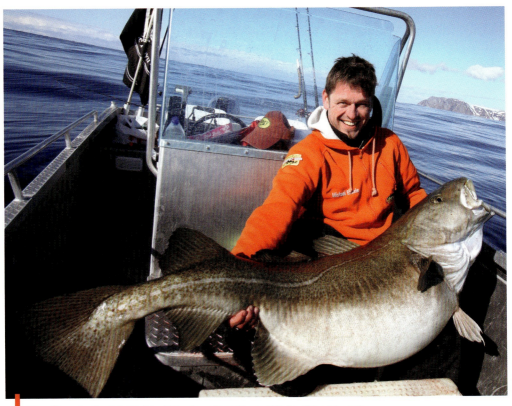

Was für ein Fisch! Michael Eisele mit seinem Weltrekorddorsch.

Es war anders als sonst, ganz anders! Hätte ich nicht gewusst, mein Köder schwebt 20 Meter über dem Grund, wäre ich von einem Hänger ausgegangen. Meine Rute bog sich stark durch und meine Multirolle gab sanft einige Meter meiner geflochtenen Schnur ab. Einige Meter nur, dann stand das Boot! Wir hatten einen sonnigen Angeltag erwischt, draußen vor Sørøyas Hafenstadt Breivikbotn, wo unser Angelcamp Sørøya Havfiskesenter liegt. Es war fast windstill und wir hatten schon den ganzen Tag mit der geringen Drift zu kämpfen, denn wirklich Strecke machten wir nicht. Aber wir wussten vom Vortag, unserem ersten Angeltag hier auf dem Kveitegrunnen, dass die Großdorsche noch hier sind. Schlank, abgelaicht und

hungrig! Mehr als zehn kapitale Dorsche kamen am ersten Tag ans Tageslicht, fünf davon waren über 15 Kilo schwer. Doch es war bedeckt und etwas windiger und wir waren mit einer optimalen Driftgeschwindigkeit verwöhnt.

Heute war es anders: Die Nasenspitzen waren schon rot von der gleißenden Sonne, wir angelten im T-Shirt und hatten den Tag schon fast »abgetutet«, doch das auflaufende Wasser ließ uns noch hoffen. Wir diskutierten miteinander, ob es wohl der letzte Angeltag auf Großdorsch gewesen ist? Sind die Fische über Nacht abgewandert? Sind wir zu spät? Das Hochwasser stand kurz bevor, als plötzlich rote Punkte auf dem Echolot zu sehen waren.

Große, rote Punkte! Sie waren relativ klar und deutlich im Mittelwasser zu sehen. Ich forderte meine Mitangler Igor aus Moskau (Big Gamer und Norwegen-Neuling) und Arnt aus Neuss (Hechtangler und Heilbuttfan) auf, die Köder gezielt in dieser Tiefe zu präsentieren und noch einmal konzentriert zu arbeiten. Bei 94 Meter Wassertiefe war die Köderpräsentation dann auf rund 70 Meter eingestellt.

Leichte Zupfer

Ich machte mit meinem »Hörminator« (375 Gramm Bleikopf und 24 Zentimeter Gummifisch) keine großartigen Bewegungen, gerade mal leichte Zupfer übers

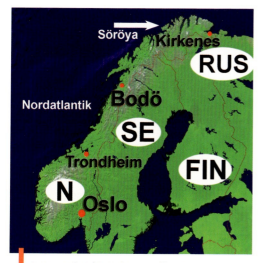

Janz weit oben: Sørøya liegt auf dem 70. Breitengrad Nord.

Handgelenk sollten reichen. Ich hatte nicht mit solch' einem Einstieg gerechnet. Es knallte einmal in meinem Handgelenk und zum Glück war ich gerade konzentriert und konnte mit einem kräftigen Gegenhalten den Haken setzen. Einige werden es kennen, wenn es beim Dorschbiss ein, zwei Mal ruckt, bis der Haken sitzt. Beim dritten Mal ist es dann meist zu spät.

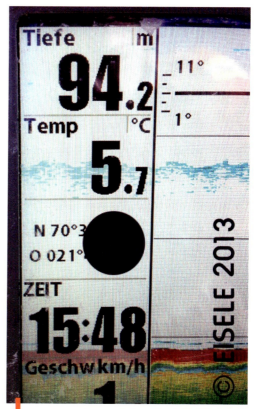

Der Fangplatz bei 94 Metern Tiefe. Die exakte GPS-Position wurde vom Fänger geschwärzt ...

Es war mir erst nicht wirklich klar, ob es nun ein Biss oder doch Grundkontakt war. Ich versicherte mich mit einem Blick aufs Echolot, ob wir nicht doch einen Unterwasserberg hochgetrieben waren. Ebenso schaute ich mich um, ob um uns herum Støder (rote Bojen) zu sehen waren und wir vielleicht über ein Netz getrieben sind. Aber nein, der Kveitegrunnen ist unendlich groß und platt wie ein Kinderpopo und bei der glatten See waren auch keine Bojen zu erspähen. In Verbindung mit dem Wissen, zwei große rote Punkte auf dem Echo gesehen zu haben, wurde mir klar, es musste ein Fisch sein, ein besonderer Fisch.

Stramme Verbindung

Es passierte einige Zeit nicht viel, bis gar nichts. Ich hielt die Verbindung stramm, war angespannt. Was dachte ich? Ein Heilbutt würde jetzt eine riesige Flucht unternehmen, ein Dorsch mit dem Kopf schlagen… Mit anderen Zielfischen habe ich nicht gerechnet, Ende April hier oben auf 70° Nord. Somit war ich immer noch nicht schlauer, was da nun abging. Meine Mitangler spürten auch, dass dort etwas ganz besonderes am Band ziehen könnte und holten ihre Köder sicherheitshalber ein.

Gut so, denn auf einmal kam der erste kräftige Schlag ins Geschirr! Keine Flucht, nur ein Schlag, ein hammerharter Schlag! Die Rutenspitze meiner handgefertigten Jigging-Master-Rute federte diesen Ruck ab, die Bremse meiner Rolle gab etwas Schnur und in dieser Kombination konnte meine Ausrüstung diesen gewaltigen Schlag entkräften, so dass der Köder fest im Maul hängen blieb. Nichts ist schlimmer, als in dieser Sekunde den Fisch zu verlieren, weil er schlägt und sich damit den Köder aus dem Maul haut.

Irgendwann musste ich entscheiden, ob ich anfange mir Schnur zu holen oder ob ich warten sollte, bis der Fisch mir Schnur gibt. Wie auch immer man sich entscheidet, es ist eine haarige Sache, denn es muss sehr, sehr sensibel abgehen, um solch einen Fisch nicht zu verlieren. Man macht sich Gedanken: Hält der Knoten? Was ist mit meinem Mundschnurvorfach – es hat eine gewisse Dehnung, hält es dem Druck stand? Was soll ich sagen, ich musste all meine Erfahrung mit solchen Situationen einbringen und mich auf mein Gefühl und auf mein Gerät verlassen, diesen Fisch nicht zu hart ran zu nehmen,

musste ihm aber doch notwendige Paroli bieten. Ich dachte, es wird vielleicht ein Fisch über 25 Kilo sein, die Traummarke eines jeden Meeresanglers beim Dorsch. Einmal im Leben einen 50-Pfünder, sollte ich nun das Glück gehabt haben? Aber wenn dem so wäre: Noch war er lange nicht oben und gelandet…

Nordnorwegen-Pioniere

Ich reise seit über 25 Jahren mit meinem Vater Dieter Eisele nach Norwegen. Ich erinnere mich noch gut an die erste Tour zum Jökelfjord, wohin mein Vater mich mitnahm, um Chris Stein zu besuchen. Zusammen zwei Nordnorwegen-Pioniere seiner Zeit. Selbst der damalige Chefredakteur des Blinker, Karl Koch, war dabei. Ich war infiziert! Immer wieder war ich in Norwegen, in Nordnorwegen, bestimmt mehr als 100 Mal. Vielleicht war ich einfach mal dran? Wer weiß: Etwas Erfahrung, etwas Glück, gutes Gerät, entsprechende Ortskenntnisse vom Mann vor Ort und vor allem zur richtigen Zeit an der richtigen Stelle, das ist das Rezept. Und den Ehrgeiz weiter zu machen, auch wenn nach sechs Stunden noch nichts gebissen hat. Wenn der Köder im Wasser ist, kann es immer passieren.

Da wir nun fast gar keine Drift mehr hatten, wies die Schnur mittlerweile senkrecht nach unten. Ich bemühte mich, dem Dorsch die nun maximal 90 Meter abzunehmen. Eine richtige Flucht gab es nicht, aber trotzdem wehrte sich dieser Fisch mit seinem ganzen Gewicht und zahlreichen hammerharten Schlägen. Der Drill zog sich über 30 Minuten hin und meine Muskeln fingen an sauer zu werden. Der permanente Zug am Arm war schon immens. Die ständige Angst, etwas

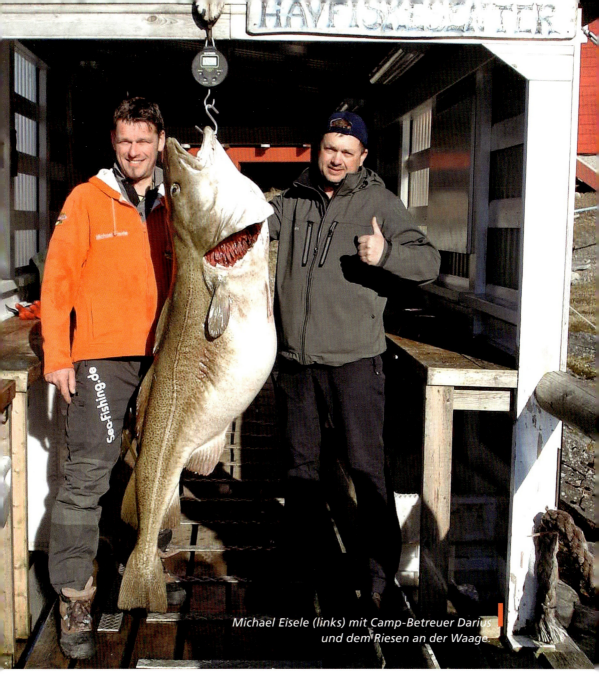

Michael Eisele (links) mit Camp-Betreuer Darius und dem Riesen an der Waage.

könnte reißen bei diesem Druck, machte mir zu schaffen. Ich erinnerte mich an meinen bisher härtesten Drill in Afrika, der mich ähnlich stark beansprucht hatte und bei dem am Ende irgendeine Komponente ermüdet war und ein »Peng« mich mein Gerät fast in den Indischen Ozean hatte schmeißen lassen. Ende, aus, futsch und niemand wusste, was es war.

Michael darf sich jetzt offiziell mit dem Titel »Weltrekordhalter Dorsch« schmücken.

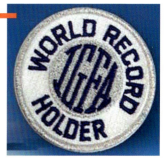

Alles richtig?

Aber heute hatte ich alles richtig gemacht! Die stärksten Komponenten in Verbindung mit der Ruhe und Erfahrung aus eben 25 Jahren Nordatlantikfischen brachten einen Brocken an die Oberfläche, wie wir ihn nie zuvor gesehen hatten. Als Dorschangler kennt man es: Der weiße Bauch ist in der Tiefe zu sehen, Luftblasen steigen empor und man kann erahnen, was da kommt. Anders heute, denn alles passierte unter unserem Boot. Ich wusste, das Tier muss nun bald oben sein, denn meine sich alle zehn Meter verfärbende Schnur war bei der ersten Farbe angekommen.

Dieses »Plopp« werde ich nicht vergessen. Der Fisch tauchte ohne vorher gesehen worden zu sein, einfach auf! »Ach du grüne

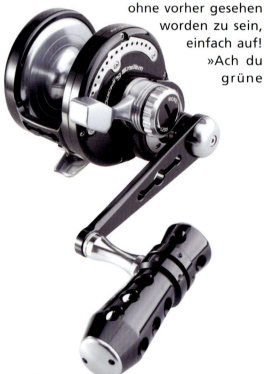

Bezwang den Riesen:
eine Jigging Master Power Spell Multi.

Neune« … »oh my god« … »au weia« … und andere Kraftausdrücke schallten über den Kveitegrunnen. Ich wusste, wenn der im Boot liegt, habe ich meinen 50-Pfünder!

Mit vereinten Kräften konnten Igor, Arnt und ich den Dorsch mit dem Vivtek-Big-Game-Gaff (zum Glück mit dabei) an Bord ziehen. Im Boot sahen die 30-Pfund-Dorsche wirklich klein gegen diesen Giganten aus. Für ein richtiges Foto war der Fisch auch einfach zu schwer, auch eine Waage hatten wir nicht an Bord. Ab jetzt kann ich mich an Einzelheiten nicht wirklich erinnern, denn das Adrenalin hatte seinen höchsten Stand in meinem Anglerleben erreicht. Arnt angelte noch mal weiter und wir setzten noch eine Drift an, aber was für ein Quatsch.

Irgendwann sagten wir dann: »Wir sollten in den Hafen fahren und Darius suchen«. Gesagt getan, wir trafen Darius vor der Hafeneinfahrt in seinem Boot, wo er auf Steinbeißer angelte. Wir fuhren an sein Boot heran und ich rief: »Wir fahren rein, ich habe einen schönen Dorsch gefangen«. Als Darius, der jeden Tag die größten des Tages sieht, in unser Boot schaute, merkten wir, dass selbst er nervös wurde. Sein Mitangler musste sofort seine Angel einholen und er fuhr vor. »Das ist ein großer«, sagte er, »ein ganz großer!«

Im Hafen angekommen sagte Darius: »Das ist Camprekord, es wird der größte aus Sørøya sein, wenn nicht aus Norwegen«. Als er dann an der Waage hing, fielen allen die Augen aus dem Kopf! Obwohl er nicht mehr voll Laich war, zeigte die Waage 47,025 Kilo an. Das Maßband war gerade noch lang genug und zeigte 160 Zentimeter Gesamtlänge. Was für ein Wahnsinn!

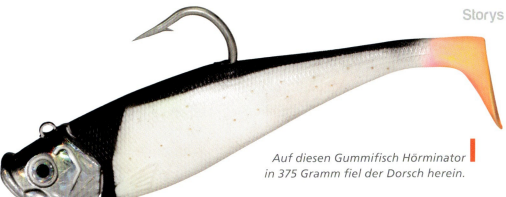

Auf diesen Gummifisch Hörminator in 375 Gramm fiel der Dorsch herein.

Es wurden nun viele Fotos geschossen und die Nachricht vom besonderen Fang verbreitete sich rasend schnell. Nicht nur, dass das halbe Dorf sich am Hafen versammelte, auch via Facebook und Twitter verbreitete sich die Nachricht um die ganze Welt. Noch am Hafen erfuhren wir bereits, es könnte der neue Weltrekord sein. So sind wir auch in die Fischfabrik gefahren und haben uns darum bemüht, eine geeichte Waage zu finden und Zeugen, die es beurkundeten, dass alles so war wie es war. Das war gut so, denn mittlerweile hat die IGFA (Internationale Angler-Organisation mit Sitz in den USA) den größten jemals mit der Angel gefangenen Dorsch weltweit anerkannt. 103 englische Pfund (lb) und 10 Unzen (oz)! Über 100 Pfund! Bei 50 wären mir schon die Tränen gekommen ...

Ganzpräparation

Das Tier ist unversehrt geblieben und es meldete sich gleich am kommenden Tag das Norwegische Institut für Meeresbiologie, deren Mitarbeiter es im Radio gehört hatten. Sie lassen den Dorsch präparieren und wollen ihn im Fischereimuseum in Bergen ausstellen. Dieses Angebot nahm ich gern an, denn es ist einmalig in einem Anglerleben und es wurde sogar versprochen, dass ich ein Duplikat bekomme, welches ich allen Interessierten auf diversen Messen zeigen möchte.

Einfach unfassbar! Ich, Michael Eisele, Sohn vom Dieter Eisele mit dem Fisch, den ich mir niemals erträumt hätte! Unfassbar! Ich widme diesen Fisch meinem Vater und unserem Freund Jens, der auf Grund einer schweren Krankheit nicht mit nach Sørøya kommen konnte. »Es ist Dein Fisch, Jens!«

Die Daten zum Weltrekorddorsch

Fangtag: 28. April 2013
Breitengrad: 70°Nord
Fangort: Kveitegrunnen / Insel Sørøya
Gewicht: 47,025 Kilo
Länge: 160 cm
Wassertiefe: 94 Meter
Fangtiefe: 74 Meter
Köder: Hörminator Gummifisch, 375 Gramm

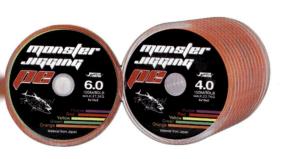

Die Geflochtene Monster Jigging hielt den Kräften im Drill stand.

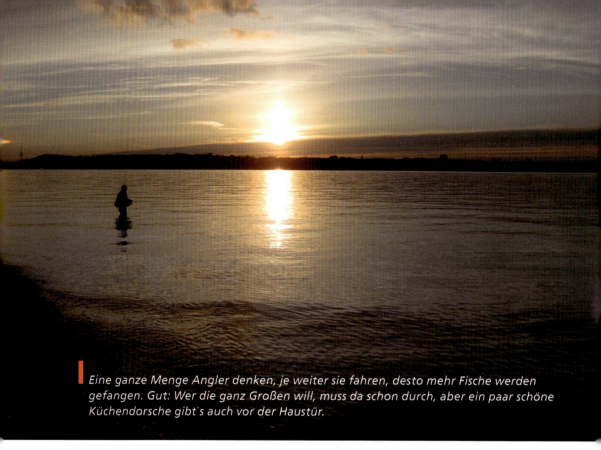

Küstendorsche vor der Haustür

Viele Wege führen zum Fisch. Oft sind es lange Wege mit Fähren, Autos und Flugzeugen, durch die Luft, auf der Straße und übers Wasser. Doch auch unsere heimische Ostsee kann zeitweise mit guten Dorschfängen auftrumpfen.

Fast sein halbes Leben lang wohnt Sebastian Rose in Schleswig-Holstein. Mittlerweile in der Nähe von Kiel, so dicht an der Ostsee, dass er mit Wathose, Spinnrute und dem Fahrrad zum Dorschangeln fahren kann. O.k., zugegeben, da hat er echt Schwein gehabt; aber selbst ein wenig von der Küste entfernt ist es allen Meeresanglern in den Bundesländern am Meer möglich, in kurzer Zeit aussichtsreiche Angelplätze anzusteuern. Da sind auch die Dorsche nicht weit.

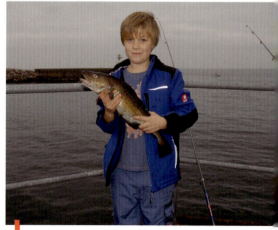

Drei für alle Fälle

Die klassischen Angelmethoden vom Ufer an unseren Hausgewässern sind Molen-, Spinn- und Brandungsangeln. Als Angel-

❚ Auch für Kids sind zwei, drei Angelstunden auf der Mole ein tolles Erlebnis, immer mit der Option, ein paar gute Dorsche zu fangen.

plätze dienen die Küste, Hafenanlagen und Steinbuhnen. Je nach Platzwahl variieren die Angelausrüstung und auch die Angelzeit.

So unterschiedlich unsere Vorlieben und Methoden am Wasser sind, bei der Beute herrscht dann wieder Einigkeit. Dorsche treiben dort nämlich überall ihr Unwesen, immer auf Raubzug nach ein paar leckeren Happen. Dabei ist es den marmorierten Flossenträgern oft schnuppe, ob Natur oder Kunstköder präsentiert werden, denn in der Regel hegen Dorsche einen unersättlichen Appetit, immer mit Platz für mehr.

Mission Molenangeln

In den Städten, Fischerdörfern oder auf Seebrücken in Erholungsgebieten am Meer geht in Sachen Dorsch eigentlich immer was. Dabei ist möglichst tiefes Wasser direkt vor unseren Füßen oft ein Garant für ein paar schöne Fische. Diese Hot-Spots zu finden ist einfach und braucht unsere Beobachtungsgabe. Wo größere Schiffe anlegen, ist auf Grund von des hohen Tiefgangs der Pötte logischerweise auch das Wasser tiefer. Fähranleger sind ausgesprochen gute Angelplätze, an denen auch tagsüber schon mit Dorschen gerechnet werden kann. Ein kleiner Wermutstropfen ist leider, dass Angeln von vielen Fähranlegern verboten ist. Also vor dem Angelbeginn Augen auf, ansonsten könnte es teuer werden.

Auf Molen geht in Sachen Dorsch ebenfalls die Post ab, wobei die Tiefenlinie unter Wasser an einer Molenseite meist flacher ausläuft, während an der anderen in kurzer Entfernung tiefes Wasser angeworfen werden kann. Um die richtige Seite zu treffen, hilft entweder eine Tiefenkarte oder bei klarem Wasser der Check vor Ort. Tiefes Wasser zeichnet sich deutlich dunkler als flaches Wasser ab, egal wie die Bodenstruktur beschaffen ist. Seebrücken sind einfach zu erreichen, fischreich, leider aber auch oft völlig überfüllt mit Anglern. Auf bekannten Seebrücken wie beispielsweise in Kühlungsborn ist der Fischzug am Wochenende dann oft ein Geduldsspiel, Erholungsfaktor fraglich. Innerhalb der Woche ist die Lage wieder deutlich entspannter.

Geht es mit Naturködern auf Dorsch, sind Watt- und Seeringelwürmer unschlagbar, wobei im Frühjahr und Herbst, wenn die Heringe ziehen, auch mal ein leckerer Fischfetzen inhaliert wird. Die langen Brandungsruten sind nicht zwingend

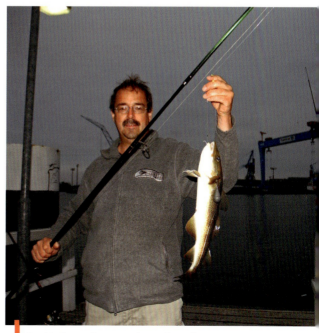

An Hafenanlagen oder Fähranlegern ist immer tiefes Wasser zu erwarten und damit auch immer was in Sachen Dorsch zu holen.

nötig, um von der Mole aus zu punkten. Bei tiefem Wasser und einem erhöhten Angelplatz reichen auch Grundangeln ab drei Meter Länge mit 60 bis 80 Gramm Wurfgewicht. Stationärrollen der Mittelklasse und einfache Grundsysteme runden das Gerät ab.

Mission Spinnfischen

Unser eindeutiger Favorit vor der Haustür. Die Gründe dafür sind schnell und einfach aufzuführen. Im Gegensatz zum Ansitzangeln ist das Gepäck beim Spinnfischen leicht und auch auf Strecke gut zu bändigen. Damit bleibt man mobil und kann spontan den Angelplatz wechseln. Ein weiterer Vorteil ist der Zeitfaktor. Beim

Ansitzangeln mal kurz eine Stunde ans Wasser? Macht keiner, wegen des hohen Aufwands. Mit der Spinnrute hingegen die Dämmerphase ausnutzen und eine Stunde lang die Dorsche ärgern, ist voll angesagt!

Auch der Angelplatz kann beim Spinnangeln ganz nach dem täglichen Gemüt gewählt werden. Hab ich keinen Bock auf Leute und will in Ruhe den Sonnenuntergang genießen, nehme ich die Wathose mit und suche Stellen, an denen ich ein paar Meter einwaten kann. Schon habe ich Ruhe zumindest vor Gequatsche, denn an der Rute will ich Action. Habe ich aber Lust auf einen Plausch und Angeln, suche ich mir einen Anleger oder eine Mole.

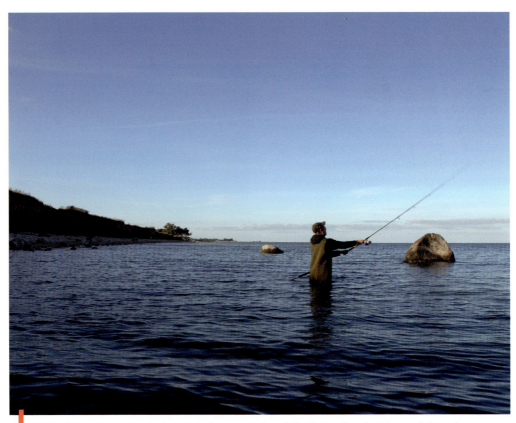

Nach einem anstrengenden Arbeitstag mal auf die Schnelle ein bis zwei Stunden mit der Spinnangel den Hausstrand unsicher machen.

Da ist immer was los, unter und über Wasser. In Kiel und anderen Städten an der Ostsee ist das »Streetfishing« auf Dorsch voll im Kommen. Immer mehr Meeresangler fahren genau wie Sebastian mit dem Fahrrad und der Angel los oder machen Strecke auf Schusters Rappen.

super Fänge. An einer Spinnrute mit einem Wurfgewicht um die 40 Gramm lassen sich alle Köder gut und verführerisch anbieten. 3000er bis 4000er Stationärrollen und dünne, maximal 0,12er geflochtene Hauptschnur sind genau das richtige Besteck, um Dorschen auf die Schuppen zu rücken. Zwischen Köder und Geflochtener sollte ein bis zwei Meter langes 0,25 bis 0,30 Millimeter Monovorfach vorgeschaltet werden, ansonsten machen scharfkantige Muscheln, Steine oder die Dorschzähne der Geflochtenen schnell den Garaus.

An Spundwänden und Anlegern mit tiefem Wasser lassen sich Dorsche beim Streetfishing gut mit leichten Jigs und Gummi fangen.

Mission Brandungsangeln
Auch das ist vor der Haustür möglich, selbst in Metropolen wie Kiel oder Flensburg. Die Stimmung in der Dämmerung und der Dunkelheit ist dabei oft sehr beeindruckend. Die Lichter der Großstadt über dem Wasser machen echt was her. Unter der Oberfläche beeindrucken die Fische, und das oft nicht zu knapp. Zugegeben, das Fahrrad würde Sebastian daheim stehen lassen und die kurze Strecke mit dem Auto zurücklegen. Das ist zwar ökologisch nicht ganz so schön, erspart allerdings lästiges Geschleppe. Denn Dreibein, zwei Brandungsruten, die großen Stationärrollen und ein Angelkasten mit Systemen und Bleien wiegen schon einige Kilos. Auf dem Rückweg müssten dann auch noch die Fische geschleppt werden! Nee, da ist das Auto schon o.k.

Wenn dann noch ein paar schöne Fische anbeißen, kann man auch in nur einer Stunde voll relaxen und zufrieden in seine Gefilde zurückkehren.

Je nach Tiefe am Angelplatz werden die Köder gewählt. An Fähranlegern oder Molen mit tiefem Wasser laufen 20 bis 50 Gramm schwere Jigs und Gummi prima, aber auch leichte solo angebotene Pilker locken Dorsche zum Anbiss. Ist das Wasser am Angelplatz seichter, bringen Meerforellen-Wobbler und -Blinker

Bei der Platzwahl sollte der Strandabschnitt vorher unter die Lupe genommen werden. Denn an einigen scheinbar aussichtsreichen Stellen verlaufen die Tiefenlinien so dicht unter Land, dass unsere Montagen an den steilen, steinigen Kanten beim Herausziehen hängen bleiben würden. Dabei hilft eine Tiefenkarte oder der Praxis-Test am Tage zuvor.

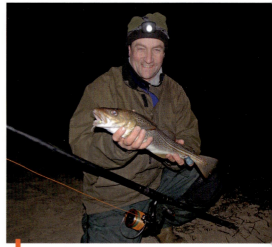

Die erste Stunde im Dunkeln reicht beim Brandungsangeln vor der Haustür oft aus, um das Abendessen zusammen zu fangen.

Es gibt auch Strandabschnitte mit steileren Kanten ohne Steine oder Muscheln, sondern mit Sand und Lehm am Gewässerboden. Dort bestehen natürlich sehr gute Fangchancen. Gerade wenn noch ein wenig Strom geht, ziehen Dorsche dann oft direkt an der Kante auf Raubzug umher. Ebenfalls eher unscheinbare Strände mit längeren Flachwasserzonen verdienen eine genaue Betrachtung. Denn wird das Wasser in ein paar hundert Metern schlagartig tief und durchziehen krautbewachsene Rinnen den Strandabschnitt, bestehen ab der Dämmerung sehr gute Bedingungen, Dorsche an die Haken zu bekommen.

Da wir in den Förden der Ostsee und anhand von Baumaßnahmen am Wasser oft deutlich mehr Schutz finden als an der »rauen Küste«, können die Ruten gern etwas sensibler ausfallen. Als Top-Köder werden an den üblichen Brandungssystemen Watt- und Seeringelwürmer angeboten.

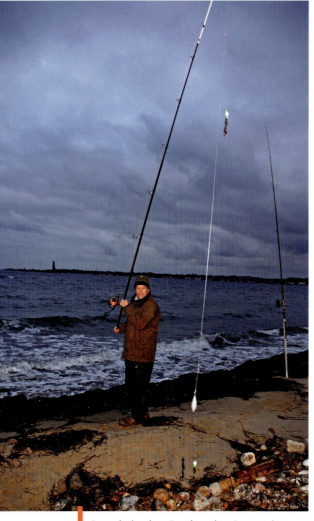

Gerade in den Förden der Ostsee ist unter Wasser richtig was los. Wenn dann auch die Köder an der richtigen Stelle landen, gibt es schnell Bisse.

Im Dorschrausch – Island

Als Rainer Korn im Jahr 2005 eine Pioniertour nach Island unternimmt, gibt es dort noch keinen Meeresangeltourismus. Zusammen mit Vögler's Angelreisen entdeckt er auf dieser Reise ein wahres Paradies. Bereits ein Jahr später startet der organisierte Meeresangeltourismus auf der Eisinsel. Im Fokus der Reisenden: die schier unglaubliche Menge an Dorschen.

Wie einst die Goldfunde im Wilden Westen Amerikas den legendären Goldrausch auslösten, so waren es vor Island die unglaublichen Mengen an Dorschen, die zu einem wahren Dorschrausch auf der Insel im Nordmeer geführt haben. Rainer Korn war mit dem Team von Vögler's Angelreisen der erste deutsche Meeresangler, der diesen »Schatz« auch für Angeltouristen zugänglich machte.

Noch im selben Jahr erschien Rainers Reportage in KUTTER & KÜSTE mit dem Titel »Insel voll Fisch«. Sie begann mit den Worten: »Wenn Dorsche fast zur Plage werden und die Fische auf blanke Haken beißen, befinden Sie sich garantiert auf Island«. Deutsche Meeresangler, deren Zielfisch Nummer 1 der Dorsch ist, strömten in den nordatlantischen Westen, um am Dorschrausch teil zu haben.

Heute ist Island ein beliebtes Angelreiseziel, das von tausenden von Angeltouristen besucht wird. Festivals und Angel-Cups werden dort ausgetragen und die Westfjorde, wo sich das Spektakel abspielt, sind deutschen Anglern ähn-

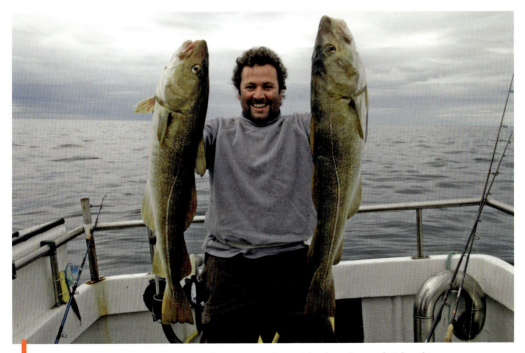

Der Autor Rainer Korn mit Dorschen von seinem Pioniertrip nach Island im August 2005.

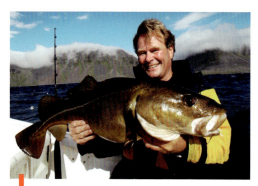

Werner Wendland mit Dorschbrummer aus dem Eisfjord.

lich vertraut wie zahlreiche norwegische Reviere. Doch als Rainer Korn zusammen mit Andreas Brockmöller und Werner Wendland von Vögler's das erste Mal so richtig auf Fischjagd geht, im Jahr 2005 von Talknafjördur und Sudavik aus, da ahnt Rainer noch nicht, welches Fischparadies sich unter dem Rumpf ihres Leihbootes auftut ...

» ...Wirf mal einen Blick aufs Echolot, Werner!« Ich kann kaum glauben, was sich da unter unserem Boot abspielt. Ist

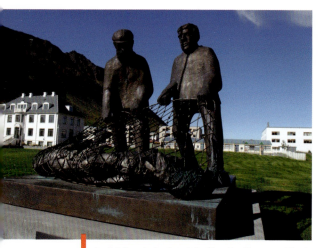

Auf Island dreht sich (fast) alles um Fisch und das Meer. Ein solches Denkmal ist da nur folgerichtig.

das Gerät vielleicht defekt? Hat uns der Fischer, von dem wir das schnittige Boot ausgeliehen haben, einen Streich gespielt und den Simulations-Modus eingestellt? Nein, alles ist korrekt, diese Anzeige auf dem Bildschirm kann nur eines bedeuten und das ruft eine Gänsehaut auf meiner im Angelanzug warm eingepackten Haut hervor: Das müssen alles Fische sein! Bereits seit fünf Minuten steuere ich das Boot in Schleichfahrt durch eine riesige Bucht auf der Nordseite des Eisfjords (der später so viel Berühmtheit erlangen soll, aber das kann da noch keiner wissen). Es ist zwischen 30 und 40 Metern tief, der Boden ist eben und sandig. Wir drei sind wohl die ersten nicht-isländischen Fischer beziehungsweise Angler, die in diesem Revier auf Fischjagd gehen und wir haben keine Ahnung, was uns erwartet.

Werner ist auf mein Rufen hin in die Kajüte des Bootes gekommen. Er wirft einen langen Blick auf das Echolot. »Mein Gott ... «, entfährt es ihm leise. »Ist das alles Fisch?« Ich nicke und stoppe im selben Moment das Boot auf. »Dann wollen wir mal sehen, was wir da haben.«

Tage zuvor sprachen wir mit einigen Fischern und sie hatten uns von den angeblich so gewaltigen Dorschvorkommen erzählt , die hier unterwegs sein sollten. Nun ja, Fischer- und Anglerlatein ist ein- und dieselbe Sprache, da ist gesunde Skepsis angesagt. Es hatte nur noch gefehlt, dass sie uns vom Leihen eines Bootes abgeraten hätten – es seien halt so viele Dorsche da, da könnt ihr drüber laufen. Also so weit dann doch nicht, aber was war sonst dran an den Erzählungen?

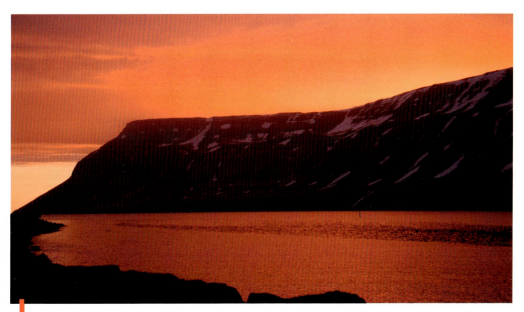

Himmel und Berge in Gold getaucht: Island ist ein fantastisches Reiseziel – vor allem auch für leidenschaftliche Dorschangler.

Werner und ich greifen unsere schweren Spinnruten. Andreas ist an Land geblieben, weil er sich noch mit lokalen Partnern aus der Reisebranche treffen will. Ich schicke einen großen Gummifisch am 200-Gramm-Kopf auf die Reise nach unten. Werner probiert einen Bergmann-Pilker der gleichen Gewichtsklasse. Doch bei unseren beiden Ködern ist nach 20 Metern Schluss mit der Abfahrt. Schon biegen sich die Ruten zu Halbkreisen und wir grinsen uns schweigend an, während wir unsere ersten Islandfische an die Oberfläche pumpen. Immer wieder lassen die Gegner die Bremsen unserer Stationärrollen aufheulen. Das können doch unmöglich Dorsche sein, denke ich im Stillen.

Doch bereits einige Meter unter der Wasseroberfläche zeichnen sich im superklaren Nordmeerwasser die klassischen Silhouetten halbstarker Dorsche ab. Auffällig mit kontrastreichem Netzmuster gezeichnet, schlagen die beiden Fische an der Oberfläche. Wahrlich keine Riesen, mit Gewichten um acht Kilo, aber prachtvolle Gesellen, vor Kraft strotzend, kompakt und extrem kampfstark. Später sollen auch die vielen Angeltouristen feststellen, dass die Kampfkraft der isländischen Dorsche unvergleichlich ist. So mancher Angler glaubt eine lange Zeit während des Drills, er kämpfe mit einem Heilbutt, bis sich ein guter Dorsch der 20-Kilo-Klasse vor dem Boot wälzt.

Werner und ich drillen jetzt im Akkord. Mal kleinere Fische, mal größere bis an die 15 Kilo. Wir verlegen das Boot nicht einmal, sondern driften einige Kilometer Richtung offene See. Und es gibt nicht eine Minute ohne Biss! Es ist einfach unglaublich. Ich baue eine 30-Pfund-Rute mit großer Multi auf, schnappe mir einen dreipfündigen Schellfisch, den Werner gerade an Boot geholt hat und hänge ihn in ein schweres Naturködersystem. Mal schauen, ob wir auf diese Weise nicht gezielt ein paar richtige Kracher locken können. Ich lasse die Montage hinunter, stelle die Rute an der Reling ab, öffne die Bremse ein Stück, schalte die Knarre ein und sichere die Rolle mit einem Karabiner an einer Leine. Dann widme ich mich wieder der Spinnrute und den vielen, vielen Dorschen unterm Boot.

Es dauert keine zwei Minuten, da gibt die Knarre bereits laut und vernehmlich Laut. Schnell kurbele ich den Gummifisch an der Spinnrute nach oben und lass ihn drei Meter unter der Oberfläche hängen. Flugs greife ich die Bootsrute. Wilde Schläge signalisieren wütende Attacken auf meinen Köderfisch. Es fällt schwer, den Zeitpunkt zum Anhieb zu setzen.

Da höre ich Werner schreien: »Deine Rute!« Ich stell die Bootsrute ab, wirbele herum und sehe gerade noch den Knauf der teuren Shimano-Reiserute in den seichten Wellen des Nordatlantiks verschwinden. Irgendein großer Fisch musste dem Gummifisch auf dem Weg nach oben gefolgt sein und hatte zugeschnappt, als ich gerade mit dem Anbiss an der zweiten Rute beschäftigt gewesen war. So ein S ...!

Leicht irritiert greife ich wieder zur Bootsrute, wo wildes Ruckeln einen Biss anzeigt. Schließlich schlage ich an. Der Widerstand ist nicht so stark wie erhofft. Schließlich hole ich einen fünfpfündigen Dorsch heraus, sauber im Maulwinkel gehakt – von meinem Schellfisch-Köderfisch ist nichts zu sehen. Werner kriegt sich kaum ein vor Lachen ... »Erst lässt du

dir deine Rute von den Fischen klauen, dann tauschst du Köderfische gleich am Grund aus. Respekt!« Ich bin bedient. Als wir einige Stunden später in den Hafen von Sudavik einlaufen, wartet Andreas bereits am Kai. Wir schütteln nur die Köpfe. Murmeln immer wieder »Unglaublich, unglaublich ... « Andreas grinst verschmitzt: »Ich hab' euch doch gesagt, hier gibt's jede Menge Fisch.«

Unsere erste Begegnung mit Island und seinem Fischreichtum hat uns schwer beeindruckt. Bereits ein Jahr später steigt der organisierte Angeltourismus. Nach einiger Zeit hat sich mit Andree's Angelreisen der zweite große Veranstalter am Dorschrausch auf Island beteiligt und schickt seine Gäste auf die wunderschöne Eisinsel zwischen dem 63. und 66. nördlichen Breitengrad. Heute sind es rund 4.000 deutsche Meeresangler, die sich jährlich auf den Weg nach Island machen. Die meisten mit dem Flieger. Noch immer steht der Dorsch ganz oben auf der Liste, auch wenn mittlerweile Steinbeißer und Heilbutt mit zu den ganz begehrten Angelfischen vor Island zählen. Ich sollte 2008 wiederkommen. Doch dieses Mal wählte ich die dreitägige Anreise mit der Fähre der Smyrill Line und dem eigenen Wagen.

Von Dorschen und Türklinken

Wir wollten einen Film übers Angeln auf Island drehen. Außerdem hatte ich eine Woche vorher noch eine vierköpfige Angelgruppe zu Gast, die mit mir zusammen fischen wollte. Bei einem Vorbereitungstreffen in Deutschland hatte ich lapidar gesagt, dass es vor Island so viele Dorsche gäbe, dass man getrost auch mit Türklinken angeln könnte – die

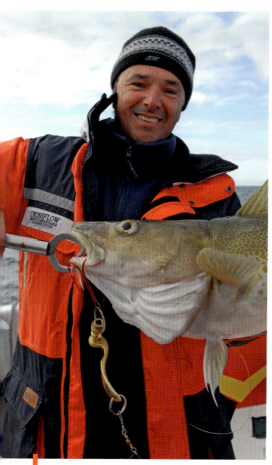

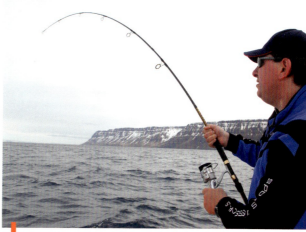

Kräftige Stationärrollen, Spinnruten mit Wurfgewichten um 200 Gramm und Gummifische als Köder garantieren gewaltigen Angelspaß vor Island.

Frank hatte die Klinken-Pilker ange-fertigt und fischte erfolgreich im Team Klinke mit den ungewöhnlichen Ködern.

Dorsche würden auch darauf beißen. Als wir nun endlich alle im Ferienhaus zusammen saßen – die Jungs waren mit dem Flieger angereist – wickelte der eine Angler, Frank, bedächtig zwei Gegen-stände aus und hielt sie hoch. Es waren zwei Türklinken, bestückt mit stabilen, großen Drillingshaken unten und Spren-gringen oben.

»So, Rainer, du hast uns mit der Aussage hierher gelockt, dass hier so viele Dorsche sind, die würden sogar auf Türklinken bei-ßen. Ich habe mal zwei Modelle mit Haken ausstatten lassen. Nun können wir aus-probieren, ob deine vollmundige Aussage auch wirklich zutrifft.« Alle lachten aus vollem Halse, nur ich war wirklich baff. Da hatte der Kerl mich tatsächlich beim Wort genommen. Als Handwerker erklärte er uns auch detailliert die Klinken. Das eine war die »legendäre« Hoppe »Klassik« aus Messing, das andere eine Schiebetürklinke aus Alu. Da war natürlich klar, dass die Klinken auf diesem Trip unbedingt zum Einsatz kommen mussten. Und das taten wir dann auch.

Wir veranstalteten sogar einen Wett-kampf, in dem das Team Türklinke gegen das Team Bergmann-Pilker antreten musste. Dabei musste sich das Klinken-Team nur knapp der Pilker-Fraktion geschlagen geben. Und hätte das Alu-Modell Schiebetürklinke aufgrund seines niedrigen spezifischen Gewichts und der großflächigen Form nicht ein so grot-

tenschlechtes Absink-
verhalten an den Tag
gelegt – wer weiß,
vielleicht hätten zwei
Hoppe Klassik Messing
das Ruder sogar noch
rumreißen können ...

Ich habe diesen »Wett-
kampf« mit der Vide-
okamera dokumen-
tiert und auf meinem
Youtube-Kanal ver-
öffentlicht. Über 20.000
Aufrufe und sehr viele
positive Zuschriften zog
dieser Clip nach sich.
Auch meine Angel-
gäste zeigten sich
beeindruckt. Hatte
ich doch tatsächlich
nicht übertrieben: Es
waren wirklich so viele
Dorsche zugange, dass
die Türklinken reichlich
Fische fingen. Nicht
nur Dorsche, auch
Schellfische fanden die
Klinken übrigens zum
Anbeißen. Wenn Sie
uns also mal nacheifern
möchten: Vergessen Sie
Alu-Schiebetürklinken.
Hoppe Klassik Messing:
Die bringt's!

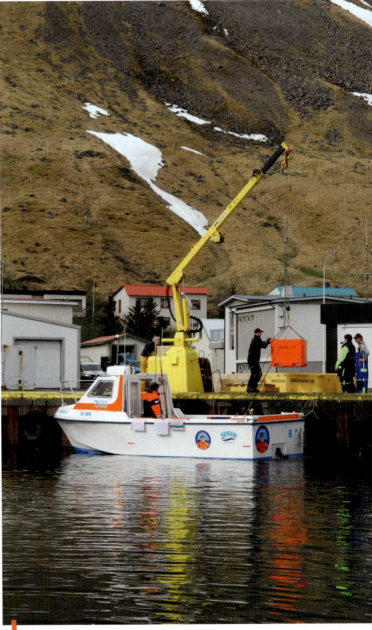

Auf Island fischen die Angler mit in die Quote der Berufsfi-
scher. Hier liefert ein Boot mit Angeltouristen gerade frisch
gefangenen Dorsch bei der Fischfabrik ab.

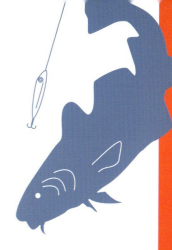

Köder-Knigge

Pilker: Das klassische Eisen

Es gibt sie in allen erdenklichen Formen, Farben und in Gewichtsklassen von S bis XXL. Für jede Begebenheit auf dem Meer geeignet können sie in die Tiefe taumeln, auf der Stelle tanzen oder mit einem Affenzahn durch die Wassersäule gejagt werden. Viele Meeresangler haben mit Pilkern ihre ersten Dorsche gefangen und nutzen den Klassiker auch heute noch für einen guten Fangerfolg.

Und das zu Recht, denn Pilker sind weiterhin heiße Eisen im Reich der Räuber. Ob in der Ost- und Nordsee oder im Nordatlantik, es gibt oft Zeiten auf dem Wasser, da sind Pilker einfach unschlagbar. Für einen guten Fang sind allerdings einige Bedingungen zu beachten, die im folgenden Abschnitt ausführlich beschrieben werden.

> Der Klassiker unter den künstlichen Dorsch-Ködern ist ungeschlagen und eindeutig der Pilker.

Von Schwergewicht bis Fliegenklasse

Die Zeiten, mit dem Pilker den Grund umzupflügen, sind bei den meisten Anglern Geschichte. Denn vielmehr geht es beim Pilken um den Zielfisch und seine Gewohnheiten, anstatt Hänger und Materialverlust zu vermerken. Klassisch lassen allerdings viele Meeresangler ihren Pilker bis auf den Gewässerboden absinken, um dann ein wenig anzudrehen. Wenn die Dorsche grundnah stehen ist das auch ganz o.k. Oft werden allerdings sehr schwere Modelle verwendet, die wie ein Strich zum Grund schießen. Damit können Dorsch und Co. eher erschlagen als zum Anbiss verleitet werden.

Wählen wir vielmehr einen Pilker aus, der angemessen zu Strömung, Drift und Tiefe den Grund noch gut erreichen kann, wird das Köderspiel um ein Vielfaches erhöht und damit auch die Bereitschaft der Beute, den Pilker zu attackieren. Eine knappe Faustregel zu den Gewichtsklassen am Tatort lautet deshalb: Je nied-

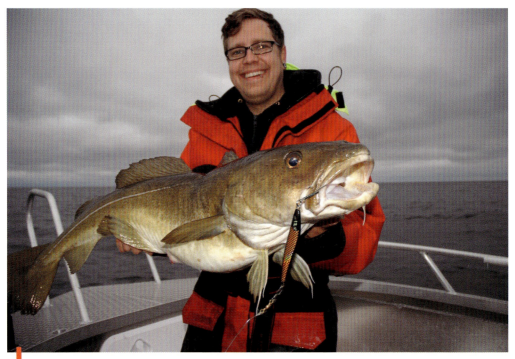

Das Gewicht eines Pilkers entscheidet über einen guten Fangerfolg. Ist der Köder zu schwer, leidet das Köderspiel. Zu leichte Pilker erreichen bei Strom nicht die gewünschten Tiefen.

riger das Gewicht des Pilkers, desto besser sind Laufeigenschaften und Fangchancen. Angler, die daraufhin entgegnen, mit einem schweren Pilker sind sie schneller bei den Fischen in Grundnähe, haben meist das Nachsehen. Denn neben den besseren Fangaussichten mit möglichst leichten Pilkern wird das Stückgewicht der Dorsche auch erheblich größer.

Es gibt natürlich auch Begebenheiten, wo echt schwere Eisen gefordert sind. Wer beispielsweise schon einmal in Norwegen am Saltsstraumen gefischt hat weiß, wie schnell die Wassermassen mit den Gezeitenströmungen durch die Meerenge schießen. Da sind schon mal Pilker bis zu einem Kilo von Nöten, um überhaupt noch in die Nähe der Dorsche zu

gelangen! Auch auf den Hochseekuttern, die von der dänischen Nordseeküste zum Weißen oder Gelben Riff hinaus fahren, sind bei Wind, Welle und Strom oft schwere Pilker von 200 Gramm und mehr angesagt.

Wichtig für uns Angler auf dem Wasser ist es, beim Pilken unterschiedliche Gewichtsklassen an Bord zu haben, um für möglichst jede Situation den entsprechenden Pilker parat zu haben. Ein gutes Beispiel ist Sebastians Lieblingsrevier vor Frøya in Mittelnorwegen. Dort herrscht an ein und derselben Angelstelle oft ein so unterschiedlicher Strom durch Gezeiten und Wind, dass man morgens mit einem 60-Gramm-Pilker in 50 Meter Wassertiefe problemlos angeln kann, aber am Nachmittag unter 150 Gramm gar nichts geht. In einer gut sortierten Pilkerbox sind Modelle von 50 bis 250 Gramm genau das Richtige für einen gelungenen Fischzug. Wer in Gebieten mit extremer Strömung unterwegs ist, sollte noch ein paar Gewichtsklassen höher ansetzen.

Gut in Form

Wer nun grübelt, ob ein paar Sitzungen im Fitnessstudio geleistet werden müssen, damit der Bizeps der oft anstrengenden Angelmethode gewachsen ist, liegt voll daneben. Denn im Folgenden geht es vielmehr um die Gestaltung der Pilker. Da hängt im gut sortierten Fachhandel wirklich eine Armada an sehr unterschiedlich

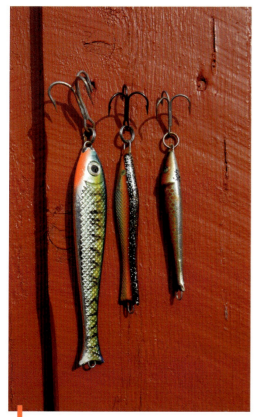

▌ Je nach Revier und Wassertiefe sollten Pilker für ihren Einsatz im kühlen Nass gewählt werden.

geformten Eisen an den Regalwänden. Um nicht gleich mit einer Schubkarre voll Pilker und leerem Geldbeutel den Angelladen zu verlassen, sollte man sich vor dem Besuch über das angestrebte Angelrevier Infos reinziehen.

Dabei gelten als knappe Faustregeln: Angeln wir in tieferen, strömungsreicheren Gebieten sind schlanke, stabähnliche und kopflastige Modelle im Vorteil. Geht es in flachere Gefilde mit weniger Strom, kommen bauchige, gebogene und umlastige Pilker voll an.

Auch bei der Befestigung am Karabiner sind an Pilkern unterschiedliche Möglichkeiten drin. Klassisch sind dabei zwei Metallösen direkt oberhalb der Enden. In der unteren Öse sitzt der Springring mit dem Drilling, in der anderen wird der Karabiner eingeklinkt. Damit sinkt der Pilker schnell ab und kann in der gewünschten Tiefe durch gelegentliches ruckartiges Heben und Senken der Angel zum Taumeln gebracht werden.

Eine fängige Variante mit guter Wurfeigenschaft ist immer einen Versuch wert. Bei einigen Pilkern befindet sich die Metallöse für den Karabiner in der Mitte, also am Rücken des aus Eisen imitierten Fisches. Jeweils zum Kopf und Schwanzende am Bauch geben zwei weitere Ösen den nötigen Halt für Springring und Drilling. Die Modelle lassen sich nicht sonderlich gut werfen, sind aber eine gute Wahl beim Vertikalangeln vom Kleinboot. Dabei fängt der Pilker in der heißen Tiefe durch langsames Heben und Senken der Angel verführerisch an zu schlingern. Bei guter Drift reicht es auch oft aus, den Pilker einfach zu halten.

Weitere Pilker haben oberhalb des einen Endes die Öse für den Karabiner. Am anderen Ende sitzt die Öse für Springring und Drilling aber an der Seite. Diese Modelle sind meist kopflastig und eckig geformt, eine gute Variante bei strömungsreichem Wasser. Der Pilker wird dabei leicht gezupft oder nur gehalten.

Mit Farben fangen

Eins haben Regale mit Süßigkeiten und Pilkern gemeinsam, ihre Farbenpracht. Von Weiß bis Schwarz ist da wirklich alles zu sehen. Und ob bei Kids oder Dorschen, die Farbe des »Leckerlis« spielt oft eine wichtige Rolle. Wer nun aber denkt, dass die grellen Töne mehr Fisch an die Haken

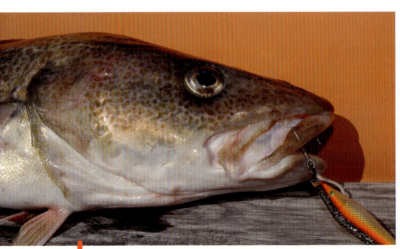

Dorsche sind gierige Räuber und fressen je nach Beuteverhalten sehr unterschiedliche Nahrung. Die Farbe des Pilkers sollte entsprechend gewählt werden.

bringen, liegt daneben. Dorsche hegen je nach Jahreszeit und Futterangebot Interesse an sehr unterschiedlichen Farbgebungen des Pilkers. Dazu gibt es für gute Fangerfolge ein paar Tipps, die im Weiteren beschrieben werden.

Je nach Revier ziehen Heringsschwärme meist im Frühjahr oder Herbst in die Küstenregionen, um zu laichen. Da sind natürlich auch die gierigen Dorsche nicht weit und ziehen unter und hinter den Heringen ihre Bahnen, um sich die Mägen vollzuschlagen. In solchen Fällen sind Pilker in silbernen, blauen und grünen Tönen ein Garant für krumme Ruten. Neben den Silberlingen stehen bei Dorschen Schalentiere mit ganz oben auf der Speisekarte. Vor allem Strandkrabben, Taschenkrebse und Garnelen sind für den Dorschgaumen ein echter Leckerbissen. Daher sollten immer ein paar Eisen in Rot, Orange, Kupfer und Gold mit an Bord sein. Fressen die Dorsche Krebse & Co. laufen die Farben auch in Kombination bestens. Dabei bringt eine zusätzliche, dünne schwarze Linie auf dem Pilkrücken oft den besonderen Kick.

Ganz schwarze Pilker sind bei vielen Meeresanglern noch verpönt, vor allem mit dem Argument, dass der Dorsch sie nicht sähe. Das ist ein deutlicher Trugschluss. In unseren Angelboxen sind einige schwarze Pilker zu finden und dank guter Fangerfolge behalten sie auch ihren Platz.

Dorsche jagen in der Regel von unten nach oben. Ein schwarzer Pilker bietet ihnen eine sehr deutliche Silhouette und reizt damit oft zum Anbiss. Besonders in den Morgen-, Abend- und Nachtstunden ist es immer einen Versuch wert. Bei extrem hellem Licht ist das Gegenstück dann im Rennen. Weiße Pilker punkten oft bei strahlendem Sonnenschein

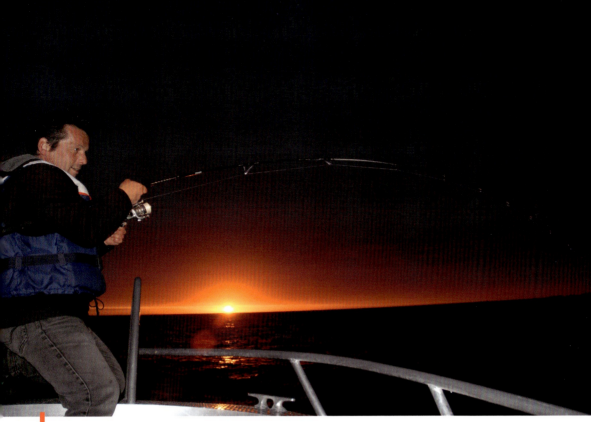

▍Mit einer dem Revier angepassten leichten Rute und solo präsentiertem Pilker
lassen sich gezielt die größeren Dorsche zum Anbiss locken.

und Ententeich. Ein rötlicher Punkt am unteren Ende über dem Drilling bringt dabei noch das gewisse Extra.

Dann sind da ja noch die völlig krassen und oft unnatürlichen Farben. Pink bringt dabei vor allem im Frühjahr gute, an einigen Tagen super Fänge. Phosphoreszierende Pilker finden meist in der Tiefe ihre Abnehmer und giftgrüne bei trüberem Wasser.

Solo verführt

Eine ganze Armada Beifänger über dem Eisen nagt stark am Köderspiel und bringt meistens nur viel Kleinkram. Genauer betrachtet jagen die Räuber ja auch einzelnen Fischen hinterher und nicht einem »Tannenbaumsystem«. Wer also an die obere Liga unter Wasser ran will, sollte seinen Pilk solo fischen. Argumente,

»mit fünf Beifängern habe ich doch auch Chancen auf sechs Fische bei einem Zug«, bleiben dann im Nordatlantik meist in den Kleinköhlerschwärmen hängen oder in Ost- und Nordsee bei untermaßigen Dorschen. Einem einzelnen Pilker mit dem der Situation entsprechendem Gewicht können wir durch Arbeiten mit der Rute echtes »Leben« einhauchen. Egal, was für ein Modell dabei verwendet wird, ist es mit einer sensiblen Spitzenaktion der Angel möglich, Köderbewegungen zu vollführen, die denen der Beute fast exakt nachkommen. Das wirkt sich deutlich auf Fangergebnis und Größe der Dorsche aus.

In der Praxis auf dem Kleinboot oder Kutter wird man oft müde belächelt, wenn beim ersten Stopp ein Solo-Pilker auf die Reise in die Fluten fliegt. Bei dem ersten guten

Dorsch kommen dann Sprüche, das war ja nur Zufall und so. Beim zweiten Fisch weiten sich die Augen der Kollegen dann meistens und die ersten stellen Fragen. Wir können nur jedem Meeresangler, der mit dem Pilker unterwegs ist, empfehlen, auch mal ohne Beifänger zu fischen. Dabei ist es völlig Schnuppe, ob wir auf Ostseedorsche aus sind oder dem marmorierten Räuber im Nordatlantik nachstellen. Ein weiterer großer Vorteil von solo gefischten Pilkern ist die hervorragende Wurfeigenschaft der Eisen. Ganz wichtig beim solo Pilken ist ein mindestens ein Meter langes stärkeres Monovorfach. Das schützt vor scharfen Muscheln, Steinen und natürlich den Beißerchen der Beute.

In Tiefen und Höhen

Entscheidend für einen guten Fangerfolg mit dem klassischen Eisen ist, die »heiße Zone« im Wasser zu treffen und gezielt zu befischen. Jagen die Dorsche Heringe, Makrelen oder Kleinköhler, sollte der Pilker nicht direkt über dem Grund angeboten werden. Denn alles, was sich unter den Fischen bewegt, wird von ihrem Gesichtsfeld nicht wahrgenommen. Wir können ja schließlich auch nicht mit den Hinterkopf sehen, geschweige denn essen!

Vor allem im Nordatlantik ziehen gerade kapitale Dorsche gern im freien Wasser umher. Die Großkaliber haben sich auf Schwarmfische eingeschossen und verfolgen diese gnadenlos. Daher lohnt es sich immer, die Wassersäule gründlich bis unters Boot durchzupilken. Wir konnten schon häufig während des Mittsommers in Norwegen in den hellen Nächten große Dorsche an der Oberfläche beim aktiven Jagen beobachten und anschließend fangen. Sind die marmorierten Räuber

am Grund zugange und hauen sich mit Krebsen und Würmern den Magen voll, macht es natürlich Sinn, den Pilk langsam über den Grund zu zupfen. Allerdings immer mit Bedacht ein klein wenig über dem Gewässerboden, denn ansonsten gibt es bei unreinem Grund schnell Hänger. Eine Ausnahme machen da rein sandige oder lehmige Böden. In solch einem Falle können wir dem Pilker am Grund auch

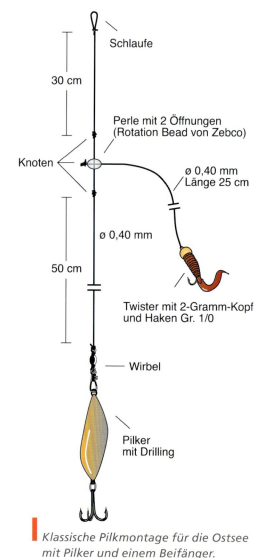

Klaufe

30 cm

Perle mit 2 Öffnungen
(Rotation Bead von Zebco)

Knoten

ø 0,40 mm
Länge 25 cm

ø 0,40 mm

50 cm

Twister mit 2-Gramm-Kopf
und Haken Gr. 1/0

Wirbel

Pilker
mit Drilling

Klassische Pilkmontage für die Ostsee mit Pilker und einem Beifänger.

mal eine klitzekleine Ruhepause gönnen. Das macht nämlich Dorsche, die am Grund fressen, gewaltig an und die Fische attackieren den Pilker oft selbst in der Ruhephase am Boden.

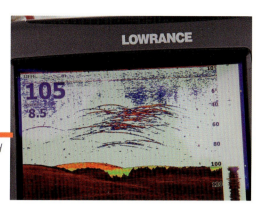

Dorsche hängen keinesfalls ständig am Grund ab. Je nach Fressverhalten sind die Fische auch oft deutlich über Grund mit dem Pilker zu fangen.

Gummi: Erfolg mit Wabbelködern

Vor zwei Jahrzehnten waren sie noch Rarität, mittlerweile in jeder gut sortierten Köderbox oft in Hülle und Fülle zu finden: Gummifische und Twister. Die weiche Seite hat eindeutig Eingang in die Kunstköderwelt der Meeresangler gefunden.

Gerade Dorsche stehen auf Gummi in allen Variationen. Einen kleinen Minuspunkt bekommt der wabbelige Erfolgsköder aber gleich vorweg. Die meisten Gummis haben nach einigen Fischen so viele Bissspuren, dass sie nicht mehr für den Einsatz geeignet sind. Solche zerfetzten Gummis gehören auf keinen Fall ins Meer. Denn für die Herstellung der meisten werden viele chemische Weichmacher benutzt, die ökologisch eine glatte Sechs einfahren würden. Entsorgt kaputte Gummis daher immer im Müll an Land! Wir können uns dabei noch an die ersten Produkte erinnern, die sich tatsächlich in den Köderboxen nach einiger Zeit in Brei aufgelöst haben.

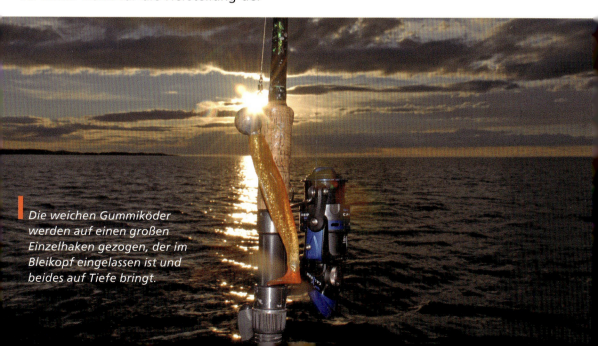

Die weichen Gummiköder werden auf einen großen Einzelhaken gezogen, der im Bleikopf eingelassen ist und beides auf Tiefe bringt.

Reine Kopfsache

Gummis, egal in welcher Länge, haben kein großes Eigengewicht. Um die Köder auf Tiefe zu bringen, wird die weiche Seite an einem im Englischen so genannten Jighead oder im Deutschen so genannten Bleikopf befestigt. In weiteren Ausführungen werden wir uns an den geläufigen Begriff Jig beziehungsweise Jigkopf halten. Jeder Angler kann in Betracht auf Drift und Strömung entscheiden, wie schwer der Jigkopf sein soll, um sein Gummi in die gewünschte Tiefe zu begleiten. Zieht man das gewählte Gummi auf den Jig, nutzt man also zwei Produkte, die dann hoffentlich in Kombination den Dorschen den Kopf verdrehen. Bei einigen Gummis ist allerdings das Blei schon in die weiche Seite integriert. In solchen Fällen müsste dann bei unterschiedlichem Strom das komplette Set gewechselt werden.

Jigköpfe gibt es im Fachhandel in fast allen erdenklichen Formen, Farben und Gewichtsklassen. Die Auswahl für den eigenen Gebrauch ist damit nicht gerade einfach. Klassisch sind kugelrunde Jigköpfe mit größeren Einzelhaken und einer Öse für den Wirbel am Kopfanfang. Viele weitere Modelle haben Ösen am oberen Ende des Jigs. Bei den fest in das Gummi eingebauten Gewichten sitzt die Öse für den Karabiner oft auf dem Kopf oder am Rücken des Gummifischs.

Wichtig bei allen Möglichkeiten, den Jig anzuködern, ist seine Laufeigenschaft. Das können wir im Angelgeschäft leider nicht testen, aber spätestens am Gewässer ist es ratsam, Jig und Gummi im kühlen Nass unter die Lupe zu nehmen. So sind die Favoriten schnell gefunden. Sebastians jüngster Sohnemann liebt es, die Wabbelköder in seinem Aquarium zu testen. Mittlerweile scheinen sich auch die eigentlichen dort wohnhaften Flossenträger an seine Machenschaften gewöhnt zu haben, gebissen hat allerdings noch keiner ...

—

Bei den vielen unterschiedlich geformten Jigs fällt eine Auswahl oft schwer. Ein kleiner Testvorlauf im klaren Wasser bringt die Favoriten in die Köderbox.

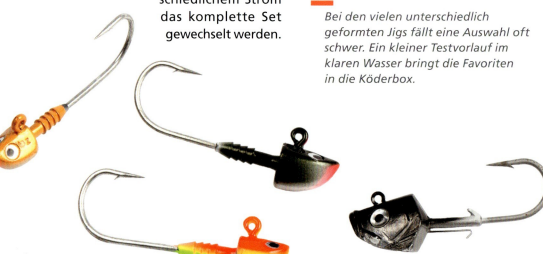

Gummi-Größe

In den letzten Jahren ist der Markt an Twistern, Gummifischen und anderen Wabbelkreaturen ins fast Unermessliche angestiegen. Entsprechend sind auch bei den Größen kaum noch Grenzen gesetzt. Von gerade mal so groß wie einer Fingerkuppe bis hin zu Unterarm langen ist wirklich alles zu haben, was mit der Angelrute noch zu bändigen ist.

Dorsche stehen dabei gern auf die größeren Modelle. Vor allem im Nordatlantik und der Nordsee sollten Gummis ab 10 Zentimeter aufwärts eingesetzt werden. Dabei gilt oft: je größer das Gummi, desto gewichtiger die Beute. Allerdings ist dazu auch die Jahreszeit in Betracht zu ziehen.

Während im Frühjahr und Herbst oft die ganz großen Gummis punkten, läuft im Sommer die Mittelklasse besser. Ausnahmen machen die Regel, vor allem in Nordnorwegen und Island. Denn da laufen große Gummis immer, wenn es auf die richtig kapitalen Burschen geht. Klar, oft sind es dann nicht so viele Fische, aber das Stückgewicht ist enorm hoch. Wer seine persönliche Bestmarke toppen möchte, sollte den ganz großen Gummis vertrauen. In der Ostsee sieht die Lage ganz anders aus. Vom Kutter oder Kleinboot aus sind Twister um die fünf Zentimeter als Beifänger über den Pilkern oder größeren Gummifischen einen sehr gute Wahl zum gezielten Dorschangeln.

Von der Küste sind ebenfalls Twister und Gummis um die fünf Zentimeter angesagt. Die werden allerdings hinter einem Sbirolino gefischt oder bei tiefem Wasser an leichten Jigs angeboten. Letztendlich ist

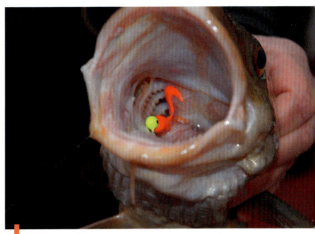

Je nach Revier sollte die Gummigröße gewählt werden. Kleine Gummis punkten dabei als Beifänger in der Ostsee.

bei den oben erwähnten Ausführungen deutlich zu erkennen, dass die Gummi-Größe der Jahreszeit und vor allem dem Angelrevier angepasst werden sollte.

Schwanz-Aktion

Damit sind nicht die neusten Produkte von Beate Uhse gemeint, sondern das Ende unseres Gummiköders. Im Englischen spricht man von *Paddle* (Paddel, Schwanzteller) oder *Tail*, was ins Deutsche übersetzt nicht Hinterteil sondern tatsächlich Schwanz heißt. Diese Tatsache sorgt jedes Jahr immer wieder für große Belustigung der männlichen Angler und zu gerümpften Nasen bei den angelnden Damen. Über weiteres schweigen wir uns aus!

Der Schwanzteller eines Gummis, den wir im weiteren Verlauf mit dem englischen Namen Paddle benennen, ist ausschlaggebend für das mörderische Köderspiel und natürlich für den guten Fangerfolg. Voraussetzung ist aber ein Produkt mit weichem und elastischem Paddle. Dazu

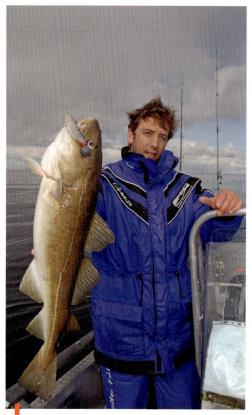

Gummi aus der Reserve zu locken und sorgen damit für krumme Ruten. Das Paddle eines Gummiköders ist bei den zahlreichen Produkten im Fachhandel oft sehr unterschiedlich. Klassisch sind Schaufelschwänze, dabei ist das weiche Ende rundlich und im Vergleich zu einer echten Fischschwanzflosse extrem groß. Das lässt den Köder am Ende dann auch ordentlich wabbeln.

Schaufelschwänze gibt es nach oben oder unten gerichtet, da kann sich jeder seinen Favoriten rauszupfen. Als weitere Paddle-Varianten sind wie bei einem Kopffüßer viele dünne Arme angesagt oder auch Gummi-Enden mit einem leicht gedrehten dünneren Abgang. Die vielen anderen Paddles im einzelnen zu beschreiben, würde diesen Absatz sprengen, vor allem unter dem Aspekt, dass jedes Jahr wirklich sehr viele Neuheiten dazukommen.

Wichtig in der Praxis ist: Das Paddle muss sich für das gezielte Dorschangeln verführerisch bewegen. Denn es gibt oft Tage auf und an den Meeren, da läuft außer Gummi gar nichts; und mal ehrlich, was gibt es Schlimmeres, als wenn der Angelgenosse direkt neben einem mit Gummi einen Dorsch nach dem anderen an die Oberfläche drillt und man selber keinen ans Band bekommt.

Für einen guten Fangerfolg sollte das Paddle des Gummis im Wasser ordentlich schlackern, das bringt die Dorsche auf Touren.

kann jeder Gummifan einen kurzen und einfachen Check im Angelgeschäft unternehmen. Hält man den Twister, Gummifisch oder sonst was Wabbeliges senkrecht mit dem Paddle nach oben, sollte dieser im Idealfall im Halbkreis zur Seite kippen. Bleibt er allerdings senkrecht und gerade in der Luft stehen, sollte man das Produkt schnell wieder dorthin legen, wo man es in die Finger bekommen hat.

Vor allem argwöhnische, träge und vollgefressene Dorsche, die einem hektisch gezupften Eisen keinen Blick schenken, sind mit einem viel langsamer geführten

Formschön in Farbe

Wer nun annimmt, wenn das Gummi die richtige Größe hat, es wabbelt und die Angeltiefe stimmt, ist die Rute auch gleich krumm, liegt leider daneben. Denn Köderfarben und Formen sind beim Angeln oft sehr entscheidend. Das Beißverhalten der Dorsche ist dabei meist abhängig vom täglichen Mahl. Jagen die marmorierten Räuber gerade Heringe, Köhler oder Makrelen, sind Weiß oder Silber in Kombination mit Grün und Blau genau die richtige Wahl, um ein paar Fische auf die Planken zu schicken. Sind die Dorsche aktiv am Grund auf Schalentiere aus, fangen Orange und Rot im Kombi mit Gold und Kupfer.

Wobei hier auch wieder Ausnahmen die Regel machen, denn Dorsche sehen scheinbar gern Rot! Deshalb laufen orangefarbene oder rote Gummis in Kombi mit Schwarz eigentlich in jedem Revier zu jeder Tages- und Jahreszeit. Mitunter macht ein wenig Glitter auf den Ködern die Dorsche so richtig an.

Wie man unschwer erkennen kann, ist es nicht immer leicht, die optimale Tagesfarbe zu finden, und die oben beschriebenen Tipps sollten eher Richtlinien sein, wobei in der Praxis gern auch experimentiert werden darf. Allerdings nicht bei jedem Zug, denn dann wechseln wir die Farbe eindeutig zu schnell und können

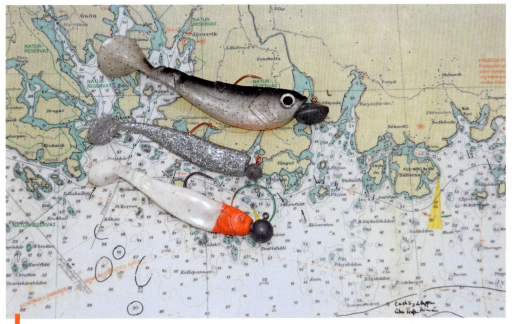

Gummis werden in wirklich allen erdenklichen Farben angeboten. Beim Einsatz sollte die Farbwahl an das Nahrungsangebot der Dorsche angepasst werden.

gar nicht richtig einschätzen was geht. Darüber hinaus geht beim ständigen Wechseln auch eine ganze Menge der aktiven Angelzeit flöten.

Bei den Formen auf der weichen Seite haben sich als Klassiker ganz klar Fischimitationen mit breiterem Kopf bis ungefähr zur Mittelflosse, dünner werdendem Hinterteil und letztendlich bulligem Paddle durchgesetzt. Einige Gummis sind dabei gerippt oder andere wie eingeschnitten. Das mag an bestimmten Tagen den Fangerfolg steigern, macht den weichen Ködern auf Grund von vielen spitzen Dorschzähnen aber auch schnell den Garaus.

In den letzten Jahren kamen eine Menge Formen dazu. Von krebsartigen über Kopffüßer bis hin zu Modellen, die eher wie ein Alien aussehen, kann sich jeder Gummifan sein, wonach auch immer beurteiltes, eigenes Sortiment zusammenstellen. Dann geht`s aber auch los, aktiv an die Dorsche ran, denn nur gucken fängt nichts!

Der richtige Dreh

Ja, genau, da wäre abschließend doch noch die Köderführung, denn nur reinhalten bringt ebenfalls nichts – das kennt man schon. Beim Angeln mit Gummis ist das allerdings eine falsche Annahme, denn bei genügend Drift oder Strom fangen die Köder selbst passiv. Voraussetzung ist allerdings, die heiße Zone zu treffen. In der Praxis ist das ganz einfach nachzuvollziehen.

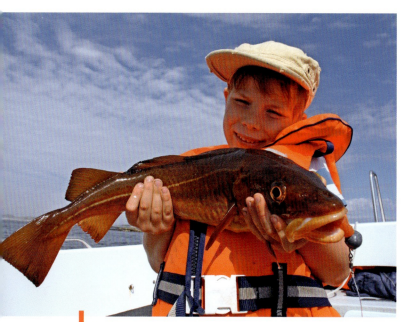

Gerade auch für unseren Angelnachwuchs ist das Fischen mit Gummis vom Boot spannend und fordert nicht ständiges Zupfen und Zerren, um zum Erfolg zu gelangen.

Wenn genügend Platz auf dem Boot ist, einfach mal eine Rute mit Jig und Gummi runter lassen, vom Grund ein paar Meter weg und ab in den Angelständer. Das bringt oft richtig gute Fische – gesetzt den Fall die Bremse ist nicht zu fest, denn ansonsten bringt es Fisch-, Köder- und Schnurverlust! Diese passive Methode mit Gummis zu punkten wird im Angeljargon »tote Rute« genannt, wobei bei einer Dorschattacke richtig viel Spannung in den Stock kommt.

Zurück zum aktiven Kurbeln erst mal ohne Fisch. Denn so vielfältig die zu beangelnde Wassertiefe ist, so verschieden ist auch die Führung der Gummiköder. Mit Twister & Co. lässt sich unter Wasser nämlich alles anstellen. Wir können das Gummi bis zum Grund absacken lassen und dann stoßweise einholen oder die Köderbewegung auch gleichmäßig durchziehen.

In flacheren Regionen sind oft Kombis zwischen Einkurbeln und Absacken sehr erfolgreich. In diesen Phasen veranstaltet unser Gummi für den Räuber ein natürliches Fluchtverhalten kleinerer Fische, was in der Regel meist zum Anbiss verführt.

Wir alle kennen die Tage, an denen unsere Räuber mal wieder zickig sind. Mit Gummi sind dann auch noch die launischen Fische zu erbeuten. Bekommen Sie viele Fehlbisse und kurze Attacken, ohne die Beute zu haken, können Sie mit Gummiködern

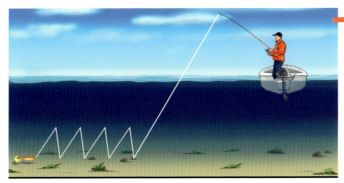

Klassisch

Das Tempo beim Angeln mit Gummis kann der Beißlaune unserer Beute angepasst werden und so auch noch Fisch bringen, wenn andere Köder verschmäht werden. Beim klassischen Jiggen wird der Köder ausgeworfen und über Grund bis zum Boot gezupft. Vor allem fängig in der Ostsee und auf grundnah stehende Dorsche. In Norwegen und Island oft fängiger: Horizontales langsames Einkurbeln des Gummifisches mit Spinnstopps, bei denen der Köder immer wieder leicht durchsackt.

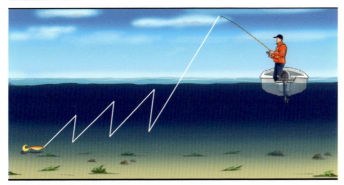

Horizontal I.

Bei der zweiten Variante lassen wir nach einer Attacke den Köder einfach ein Stück weit durchsacken. Gerade Dorsche werden dann oft sehr gallig und packen das Gummi noch in der Absackphase.

gezielt tricksen. Dabei treten vor allem zwei Taktiken in den Vordergrund. Die erste besteht darin, nach Fehlbissen den Köder wesentlich schneller zu führen als vorher. Dies signalisiert dem Raubfisch Hü oder Hott, » ...wenn ich jetzt nicht zupacke, ist meine Beute verschwunden«.

Vertrauen in den angebotenen Köder ist für den Fangerfolg entscheidend. Viele Meeresangler fischen jahrelang mit ihren alten Eisen und lassen dabei Gummis außer Acht. Aber dabei sind es doch gerade die Gummiköder, die wahrlich weltweit ihren Einzug in die Köderboxen gefunden haben. Und das auch zu recht, denn welchen Kunstköder kann man so unterschiedlich führen und einsetzen wie ein weiches Gummi.

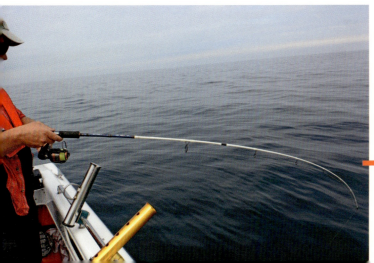

Alles richtig gemacht: Der Dorsch hängt!

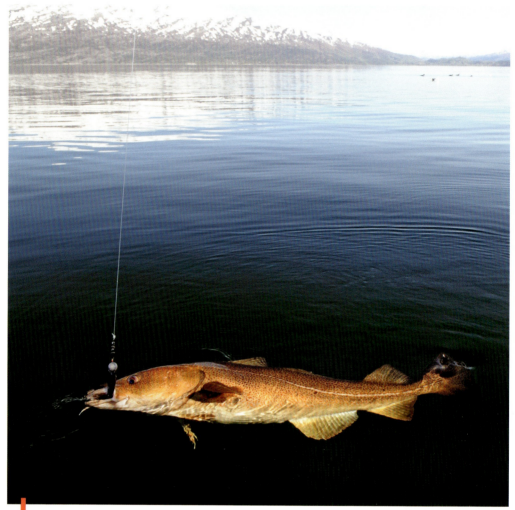

I *Dorsche stehen auf Gummi. Schön, wenn die in Zukunft deutlich umweltfreundlicher ausfallen würden.*

Gummi goes green

Gummifische stehen nicht im Ruf, besonders umweltverträglich zu sein. Vor allem ihre Weichmacher sind umweltkritische Bestandteile. Aber es geht auch anders. Alternativen kommen aus Japan, den USA und Deutschland.

Die meisten am Markt erhältlichen Gummiköder verdanken ihre fängige Geschmeidigkeit einer Art von Chemikalien, die gesundheitlich gesehen in einem ziemlich miesen Licht stehen. Die Rede ist von Weichmachern, hier meist Phtalate, die die größte Gruppe der eingesetzten Weichmacher heutzutage stellen. Phtalate werden in sehr großer Menge Kunststoffen beigefügt, um diese geschmeidiger zu machen. In Deckeldichtungen, in Kunststoffgefäßen, in Spielzeug für

Kinder und für Erwachsene (wo zum Teil sehr geschmeidige Stoffe gefragt sind ...), in Trinkflaschen, sogar in Tapeten lassen sich diese Stoffe finden.

Das Problem wird dann größer, wenn die Phtalate so eingebracht werden, dass sie sich nicht mit der Molekularstruktur des Kunststoffes verbinden. Sie werden in diesem Fall lediglich mit der Molekularstruktur verknüpft. Dr. Holger Koch, Lebensmittelchemiker an der Ruhr-Uni Bochum vergleicht das mit einem mit Wasser vollgesogenen Schwamm. Der Weichmacher ist im Kunststoff nicht fest verbunden, sondern frei löslich wie das Wasser im Schwamm. Diese Form der Verarbeitung ist logischerweise die gefährliche, denn die Weichmacher lösen sich nach und nach aus ihrer »Wirtsstruktur« und entfalten ihre gesundheitsschädigende Wirkung. Obwohl die Auswirkungen auf unsere Gesundheit meist nicht akut sind, stehen Weichmacher im Verdacht, hormonelle Wirkungen zu haben. Außerdem können sie im Zusammenspiel mit anderen Substanzen stärkere Giftwirkung erzielen.

Viele der oben genannten Faktoren sind der interessanten Internetseite www.weichmacher.de entnommen. Auch das Zitat von Dr. Holger Koch. Wer sich intensiver über diese mehr als zweifelhaften Stoffe informieren möchte, dem sei ein Besuch der Website empfohlen. Die offizielle Internetseite des Bundesumweltministeriums (www.bmu.de) schreibt offen von » ...schädlichen Auswirkungen auf die Fortpflanzungsfähigkeit«. Angler sollten besonders bei dem ebenfalls auf dieser Internetseite stehenden Satz »Phtalate werden durch Kontakt mit Wasser oder Fett aus den Materialien herausgelöst« aufmerksam werden. Denn wo, wenn nicht im Wasser, setzen wir die Gummifische ein?

Der Südwestrundfunk (SWR) schreibt in einer Reportage sogar von weit mehr schlimmen Auswirkungen von Weichmachern, die wissenschaftlich belegt sind. Wir können im Rahmen dieses Buches mit diesem kleinen Exkurs nur dazu anregen, sich als Anglerschaft einmal grundlegend mit dem Thema Weichmacher in Gummifischen zu beschäftigen. Dass es auch anders geht, zeigen einige Beispiele, die wir Ihnen hier vorstellen möchten.

Öko-Gummi aus Japan

Wie der deutsche Groß- und Einzelhändler Nippon-Tackle berichtet, gelten in Japan bei Angelturnieren besonders strenge Öko-Richtlinien, vor allem auch, was Weichmacher betrifft. So sind dort Köder mit Phtalaten verboten. Köder-Hersteller in Japan haben sich darauf eingestellt und produzieren Gummiköder, die ohne diese giftigen Stoffe auskommen.

Dazu gehört Bait Breath. Dieser Produzent zählt laut Nippon-Tackle zu den Vorreitern in diesem Bereich. Er stellt seine Gummiköder mit speziellen Salzgehalten und einem Cocktail aus umweltverträglichen Aromen her. In Japan wird sehr viel mit so genannten Creature Baits, also Kreaturen-Ködern wie Krebsen, Fröschen und allen möglichen Fantasie-Krabbeltieren gefischt. Nippon-Tackle hatte diese Köder auch mit sehr viel Erfolg in unseren heimischen Gewässern getestet und Bait Breath daraufhin gebeten, auch einen Gummifisch mit diesen Eigenschaften herzustellen.

Die Japaner kamen dem Wunsch nach und entwickelten den Triangel Tail Shad 4" (T.T. Shad). Im Süßwasser hat dieser rund zehn Zentimeter lange Köder schon gut punkten können. Es ist sicherlich auch klasse,

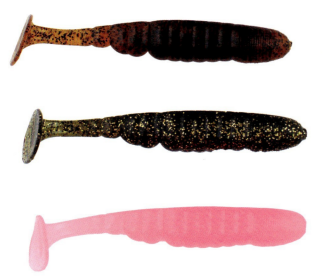

Von Bait Breath aus Japan: der 10 Zentimeter lange Tail Shad.

weichmacherfreie Alternative zum leichten Spinnfischen auf Dorsch in der Ostsee und in Norwegen zu verwenden. Erhältlich ist der T.T. Shad von Bait Breath im Fachhandel oder auch im Online-Shop von Nippon-Tackle (www.nippon-tackle.com).

Mach's dir selbst

Vor wenigen Jahren kam der deutsche Tüftler Philipp Barthelmess auf die Idee, aus unbedenklichen Lebensmittelstoffen Gummiköder selbst zu gießen. Die Firma Fritz-Germany wurde gegründet und die Köder Fresh Bait genannt. Auf einfache Weise kann sich jeder Angler mit den Formen von Fresh Bait und den Stoffen seine Gummiköder selbst in der Küche gießen. Hauptbestandteile der Gelköder sind Wasser und natürliche, wasserlösliche Eiweißverbindungen. Die Köder können mit Lockölen, Glitzerpartikeln und allen möglichen anderen Attraktoren versetzt werden. Auch wenn die Köder nicht so lange haltbar sind im Wasser – die Produktion gelingt so einfach und geht so schnell, dass Köderverluste leicht zu ver-

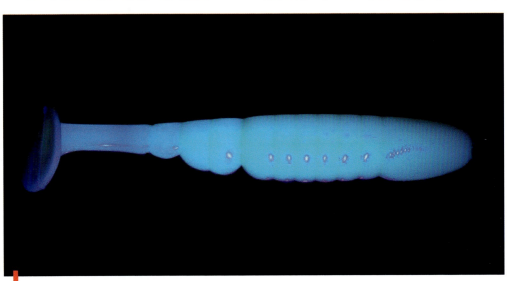

UV-aktiv: Einige Modelle des Bait Breath leuchten, wenn UV-Licht auf sie fällt.

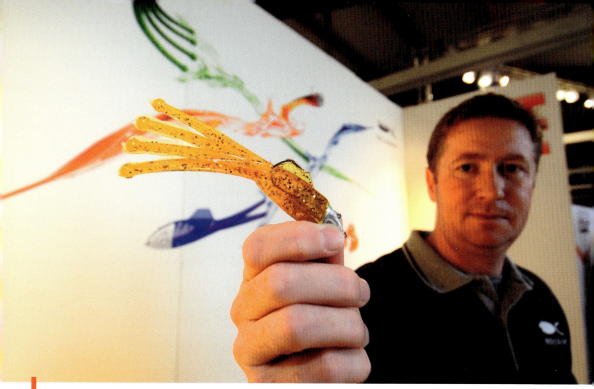

Erfand die Gummis zum Selbermachen: Philipp Barthelmess aus Deutschland.

schmerzen sind. Für Selbermacher ist Fresh Bait sicher eine interessante Alternative, zudem man sich im Reich der Aromen noch so richtig austoben kann. Info: www. fritz-germany.com

Gesunde Gummis

Andreas Thürnau, Inhaber des Herstellers Pro-Tack, nennt seine umweltverträglichen Gummiköder Made in Germany ganz schlicht und einfach „Gesunde Gummis". Sie werden aus schwimmendem, ungiftigem Material hergestellt, ohne den Zusatz irgendwelcher Weichmacher. Es gibt verschiedene Modelle, die alle im Fachhandel erhältlich sind. Besonders der Octotwist hat schon viele Freunde unter den Meeresanglern gefunden. Und der neue 90-60-90 eignet sich sogar zum Dropshotten auf Dorsch von Boot und Küsten – etwa von einer Hafenmauer oder einer Seebrücke aus. Weitere Infos zu den Gesunden Gummis und Fachhändlern, die sie führen: www.pro-tack.com

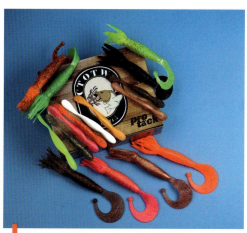

Octotwist und 90-60-90 heißen die »Gesunden Gummis« von Pro-Tack.

Natur pur

Zwar nicht aus Gummi, aber trotzdem irgendwie künstlich sind die Gulp-Köder des US-Köderriesen Berkley. Sie bestehen aus rein natürlichen Stoffen und sind gesundheitlich unbedenklich. Es gibt sie in zahlreichen Varianten: als Gummifische mit großem Tellerschwanz

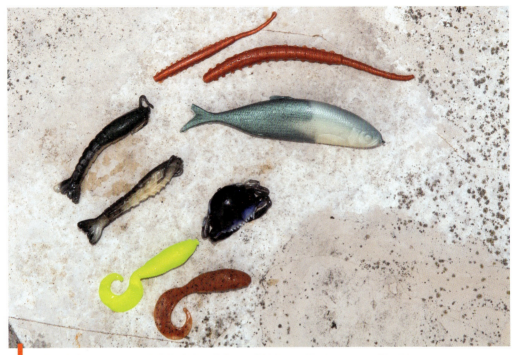

Breite Palette an »natürlich-künstlichen« Ködern: die Gulps von Berkley.

(Paddle), Krebse, Muscheln, Watt- und Seeringelwürmer, Garnelen, Tintenfischen und noch einigem mehr. Ihre Fängigkeit vor allem im Einsatz als bewegte Köder haben sie in den vergangenen Jahren oft unter Beweis gestellt. Somit stellt auch Gulp eine attraktive Alternative für Angler dar, die auf Köder mit Weichmachern aus gesundheitlichen und umweltpolitischen Gründen lieber verzichten möchten (www.berkley-fishing.de).

Gummis aus Amiland

Auch der amerikanische Hersteller AA Worms hat Gummifische im Programm, die sich der Umweltverträglichkeit verschrieben haben, ohne Weichmacher auskommen und sogar biologisch abbaubar sind (biogradable). Die AA's machen einen sehr guten Eindruck und sind als

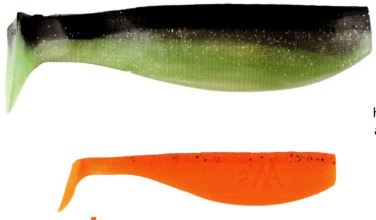

Weichmacherfrei, biologisch abbaubar: die Shads von AA Worms aus den USA.

Gummifische bis zu 23 Zentimetern erhältlich. Sie sind im Fachhandel zu bekommen
oder direkt über den Online-Shop des
deutschen Vertriebs www.camo-tackle.de.

Flexible, saubere-Gummis

Sehr interessant und komplett überarbei-
tet präsentieren sich die Moby-Gummi-
fische aus deutscher Herstellung. Sie verzichten komplett auf Weichmacher und
andere giftige Inhaltsstoffe. Ihr Grund-
material stammt aus der Lebensmittelin-
dustrie. Besonders der Moby selbst mit
seinem großen Paddle und dem Hakenka-
nal zum kinderleichten Aufziehen ist ein
Top-Köder für Dorschangler. Die Größen
10 und 15 Zentimeter erscheinen dabei
als klasse Köder sowohl für die Ostsee
als auch Norwegen. Zahlreiche Farben
sind erhältlich. Wir konnten die neuen,
verbesserten Mobys bereits »fühlen« – die
sind echt klasse geworden und werden
bestimmt so manchem Dorsch den Kopf
verdrehen. Im Fachhandel erhältlich über
Think Big. Info: www.thinkbig-online.de

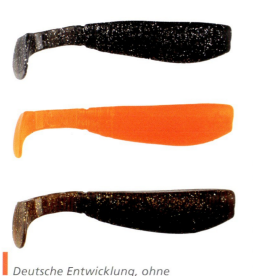

Deutsche Entwicklung, ohne
Weichmacher und andere schädliche
Stoffe: die Mobys von Think Big.

Auf den Kopf kommt es an

Auch die Bleiköpfe der Jigs sind nicht
gerade das, was man umweltfreundlich
nennt. Deswegen sind Angelprodukte, die
Blei enthalten, zum Beispiel in Kalifornien
und Dänemark schon länger verboten
und es ist wohl nur noch eine Frage der
Zeit, bis ein solches Verbot
auch in Deutschland
beziehungsweise
Europa zum
Tragen

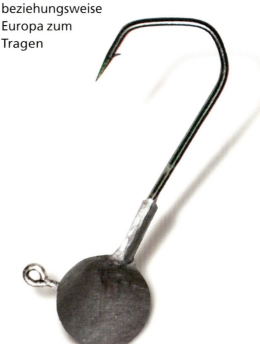

Auch bleifreie Jigköpfe werden
mittlerweile angeboten. Dieser stammt
von Zebco.

kommt. Die Hersteller rüsten sich entsprechend und bringen schon mal bleifreie
Jigköpfe auf den Markt. So zum Beispiel
Zebco. Auch der amerikanische Hersteller RonZ, in Deutschland durch 70°Nord
vertreten, liefert seine Jigköpfe, die zu
seinen speziellen Gummiködern passen,
in umweltverträglichem Zinn aus. www.
zebco.de; www.70grad-nord.de.

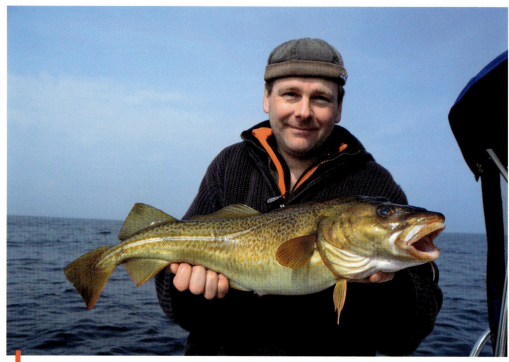

Schöner Ostseedorsch – hoffentlich mit »gesundem« Gummi gefangen ...

Auch die Jigheads des US-Spezialköders RonZ sind bleifrei und bestehen aus Zink.

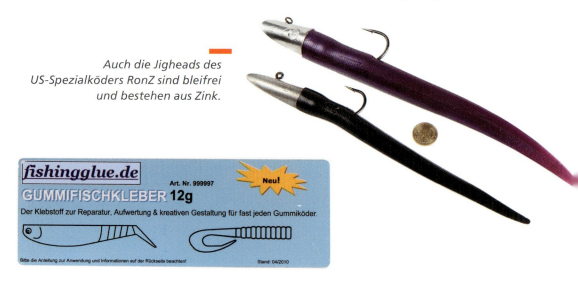

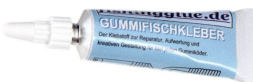

Verlängert das Leben Ihrer Gummi-fische: der spezielle Gummifischkleber.

Küsten-Köder: Knaller für die Spinnrute

Mit der Wathose am Strand, auf der Buhne oder von den Schären im Nordland ist das leichte Angeln auf Dorsch ein ganz besonderes Abenteuer. Je nach Revier geht in Sachen Dorsch mit den richtigen Ködern dann auch voll die Post ab.

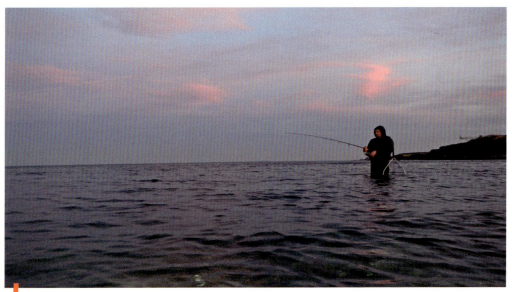

▌*Mit der Spinnrute von der Küste aus ein paar Dorschen auf die Flossen zu rücken ist der absolute Bringer.*

Wer schon mal einen Dorsch von über drei Kilo mit einer weichen Spinnrute um die 30 Gramm Wurfgewicht am Haken hatte, weiß, wovon wir schreiben. Anderen Meeresfreunden können wir nur dringlichst raten, solche fantastischen Erlebnisse nachzuholen. Aber Vorsicht: Suchtgefahr ist garantiert, und das auch ohne Altersbegrenzung, denn gerade unser Angelnachwuchs findet solch ein Abenteuer richtig g...! Dazu gibt es im folgenden Tipps und Tricks über unterschiedliche Köder und Angelmethoden.

Wobbel dir einen

Ein Garant für ein paar feiste Küstendorsche an der Spinnangel sind Wobbler. Dabei werden in der Regel Köder eingesetzt, die zum Meerforellenfang konzipiert wurden. Ihnen fehlt die Tauchschaufel am Kopf, denn mit den Küstenwobblern geht es vor allem um weite Würfe und möglichst keinen Grundkontakt. Die Regalwände in den Fachmärkten sind dabei wie mit allen Kunstködern oft überfüllt. Die Wahl ist nicht gerade leicht.

Ob mit Kugeln im Inneren des Wobblers oder doch lieber ganz aus Holz sind da nur zwei Varianten von vielen. Viel wichtiger sind Köderführung und Farbe. Klassisch sind Rot, Orange, Gold und Kupfer die Erfolgsfarben, immer gut für ein paar Fische. Der Grund dafür ist einfach. Dorsche fallen in Küstennähe meistens ein, um Krebse zu fressen. Und die sind nun mal in den beschriebenen Farben geschaffen.

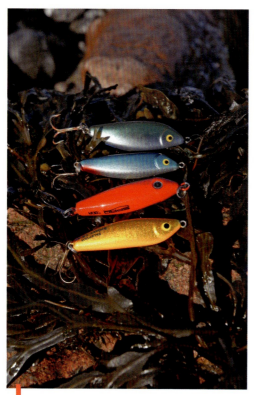

Küstenwobbler fehlt die Tauchschaufel. Damit lassen sie sich weit werfen und verführerisch in der gewünschten Tiefe taumelnd zupfen und eindrehen.

Je nach Grundstruktur sind Wobbler in der Praxis gut, um zu fischen. Haben wir einen Strandabschnitt mit vorwiegend Sand oder Lehmgrund, können die Wobbler auch kurz auf Grund gesetzt werden, um sie dann aber gleich wieder anzuzupfen. Das bringt die Dorsche oft zur Weißglut und erzwingt Bisse.

Bei unreinem Grund mit Steinen, Tang- und Muschelfeldern ist Fingerspitzengefühl angesagt. Als Regel dabei gilt: Möglichst in der Nähe des Grundes den Wobbler führen, aber nicht dran hängen bleiben! Um lästigen Materialverlust zu vermeiden, kann anstatt des Drillings ein

großer Einzelhaken helfen. Der setzt sich auch nach kurzem Aufsetzen am Grund selten fest. An einigen Tagen, vor allem im späten Frühjahr und Herbst, ist ein kleines Spinnerblatt am Sprengring vor dem Haken optimal und bringt dann mitunter Fisch auf Fisch an den Strand.

Blinker mit Pfiff

Der Blinker ist ein weiterer Top-Köder, um ein paar marmorierte Räuber zu stranden. Dabei sind die schlanken Eisen mit Gewichtspunkt zum Ende vor dem Drilling eindeutig am besten zu werfen. Mit Modellen zwischen 18 und 30 Gramm sind dann schon mal Würfe von über 80 Meter drin.

Voraussetzung sind eine Spinnrute um die drei Meter und eine salzwasserresistente Stationärrolle der Mittelklasse, gefüllt mit 0,08 bis 0,12 Millimeter dünner geflochtener Schnur. Dabei sollte zwischen Blinker und Geflochtener immer ein um die zwei Meter langes 0,28er Monovorfach geschaltet werden. Die Geflochtene hält bei geringerem Durchmesser besser und lässt sich hervorragend werfen, hat leider an Hindernissen wie Steinen, Muscheln oder Fischzähnen einen hohen Abrieb und reißt damit extrem schnell durch.

Die Farbgebung der Blinker ist von den Wobblern zu übernehmen. Allerdings, gerade wenn die Dorsche in Strandnähe Sandaale jagen, kommt Grün in Kombi mit Silber voll an.

Die meisten Eisen, um vom Strand, von der Mole oder Schäre zu punkten, finden wir im Angelgeschäft in der Meerforellen-Ecke. Wobei gerade an Angelplätzen mit tieferem Wasser dicht unter Land auch

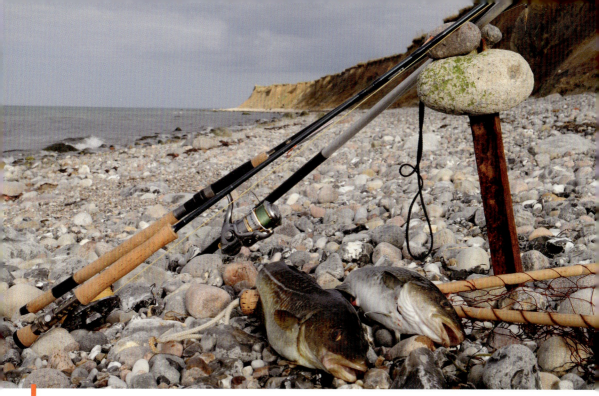

In der Ostsee ist das Spinnfischen von der Küste auf Dorsche vor allem in den Dämmerphasen sehr erfolgreich. Aber auch die ganz frühen Morgenstunden sind oft eine Bank.

schon mal der klassische Effzett zum Einsatz kommen kann. Je nachdem wie tief das Wasser in Wurfweite ist, wird der Blinker entsprechend schnell oder langsam eingekurbelt. Dabei gilt: Ist das Wasser tiefer, kann der Blinker, bevor er zügig eingedreht wird, schon mal bis zum Grund abtaumeln. Ist das Wasser aber flacher, wird direkt nach dem Eintauchen des Eisens gedreht.

Fängig auf Küstendorsche: Streamer oder kleine Twister hinter einem Sbirolino geführt.

Spitze mit Sbiro

Sbirolinos haben sich nicht nur am Forellenteich durchgesetzt, sondern sind auch an der Küste oft erfolgreich im Einsatz. Dabei sind Sbiros ja keine Köder, sondern Helferchen und bieten vielmehr die Möglichkeit, kleine und leichte Köder auf Weite und Tiefe zu bringen. Der Sbirolino wird dabei auf die Hauptschnur gezogen und durch eine kleine Gummiperle über einem Wirbel oder Tönnchen abgestoppt. Zwischen Sbirolino und unseren Köder schalten wir ein mindestens zwei Meter langes 0,30 Millimeter Monovorfach. Als Köder kommen bei den Dorschen garnelenimitierte Streamer und kleine um die drei Zentimeter lange rot oder orangeschwarze Twister gut an. Je nach Wassertiefe ist ein schwimmender oder sinkender Sbiro zwischen 20 und 30 Gramm auf die Reise in die Fluten zu schicken.

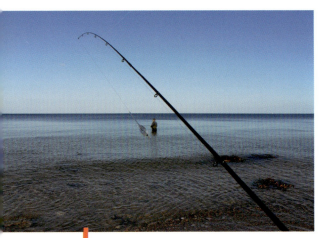

mit einem Anhieb quittieren zu können. Ein kräftiges Rückgrat der Rute ist von Nöten für einen bevorstehenden Drill.

Ein großer Vorteil beim Sbiro-Angeln auf Dorsch ist die extrem variable Köderführung. Angeln wir mit schwimmenden oder langsam sinkenden Sbiros und einer Garnelenimitation am Ende des Vorfachs, kann ganz gemächlich eingedreht werden, auch mal mit einem kleinen Stopp. Das lässt der gewünschten Beute oft die gewisse Zeit, den Köder zu fixieren und dann zu attackieren. Mit Sbiro und Streamern oder Twistern ist die Hängerquote äußerst gering.

Sbirolinos sind optimale Helferchen, um kleine Köder von der Küste aus auf Weite zu bringen.

Bei dem langen Vorfach sollte der Stock auch nicht zu kurz ausfallen. Ruten zwischen 3,3 und 3,6 Meter sind eine gute Wahl. Wichtig bei der Rute ist eine sensible Spitzenaktion, um eine Attacke rechtzeitig

Fliegenleicht

Seit Jahren ist diese Angelmethode voll im Kommen: Fliegenfischen an der Küste. Dabei sind die meisten Angler auf Meerforelle aus. Dorsche mit der Fliegengerte

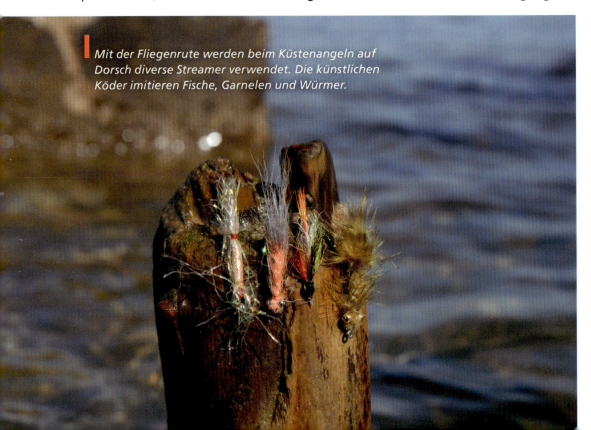

Mit der Fliegenrute werden beim Küstenangeln auf Dorsch diverse Streamer verwendet. Die künstlichen Köder imitieren Fische, Garnelen und Würmer.

zu fangen, ist aber auch voll cool und bringt dazu noch einen riesigen Spaß. Gerade bei den gewichtigen Fischen ist die 7/8er Rute dann oft richtig krumm, Adrenalin beim Angler inklusive.

Wie beim Angeln mit Sbirolino werden Streamer als Köder angeboten. Dabei sind Garnelenimitationen immer eine gute Wahl, aber auch Fischimitate von Stichlingen oder Sandaalen werden gern genommen. Ein ganz spezieller Streamer kann vor allem im Frühjahr eingesetzt werden. Dann laichen die Seeringelwürmer in der Ostsee und verlassen dazu den sicheren Sand, um im freien Wasser ihren Nachwuchs zu produzieren. Da sind natürlich die Dorsche auch nicht weit, um sich die Plauze voll zu fressen – denn sie hegen eine Vorliebe für Seeringelwürmer.

Generell sollte der Streamer nach dem Werfen in kurzen Abständen zügig eingestrippt werden, wobei eine kurze Pause nie schaden kann. Das monofile Vorfach zwischen schwimmender oder leicht sinkender Fliegenschnur und Köder ist in der Regel um die drei Meter lang und verjüngt sich zur Spitze auf 0,25 Millimeter. Geeig-

nete Vorfächer können im Fachgeschäft erworben werden. Bei der Fliegenschnur muss jeder selber entscheiden, ob er mit einer Fliegenschnur in voller Länge oder mit einem Schusskopf fischt. Generell reichen beim Dorschangeln mit der Fliegenrute Würfe um die 20 Meter. Die beste Angelzeit liegt in den Dämmerphasen und während der Nacht vom Frühjahr bis in den Herbst.

Löffel trifft Twister

Eine Kombi, die Sebastian in den letzten Jahren immer wieder schöne Dorsche beim Küstenangeln gebracht hat. Der legendäre Buttlöffel, eigentlich für Platte konzipiert, mit einer dahinter geschalteten kurzen 0,30er Mono-Mundschnur und ein kleiner Twisterschwanz. Das geht aber nur an Strandabschnitten oder von Molen und Felsen aus mit tieferem Wasser und Sand oder auf lehmigen Untergrund, der mitunter auch mit flachen kleinen Steinen bestückt ist.

Dabei kann man den 20 bis 40 Gramm schweren Buttlöffel richtig langsam über den Grund zupfen und auch mal ein bis zwei schnellere Kurbelumdrehungen dazwischen schieben. Das macht die Dorsche oft so richtig an, denn der kleine Twister hüpft dann hinter dem im Kombi genutzten

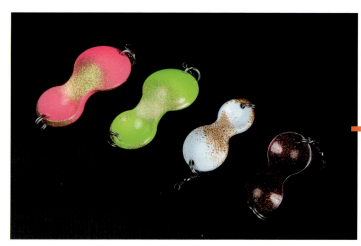

Der Buttlöffel lässt sich auch gut mit kleinen Kunstködern kombinieren. Bei hängerfreiem Grund an einem kurzen, 15 Zentimeter langen Nachläufer gefischt, kommen die Dorsche in Wallung.

massiveren Buttlöffel wie eine Sandkrabbe über den Grund. Zubeißen garantiert, denn der Buttlöffel wird vom Dorsch als Rivale wahrgenommen und weckt oft den Futterneid der Räuber. Die Twisterfarben sind dabei klassisch Rot mit Schwarz im Kombi. Bei kalten Wassertemperaturen im Frühjahr sind auch Pink und knallig Orange eine sehr gute Wahl. Klar kann man mit einer guten Spinnrute fischen, richtig stark sind aber etwas längere, kräftige Federruten. Einerseits ist jeder Zuck in der Spitze zu merken, zusätzlich lässt sich der Buttlöffel inklusive Twister extrem feinfühlig und verführerisch anbieten.

Knackige Cocktails

Was wäre ein Tequila Sunrise ohne Sprit und Frucht oder ein Cuba Libre ohne Cola? Wie bei uns Anglern an der Bar, »dürstelt« es den Flossenträgern auch gern mal nach einem Cocktail.

Dabei ist das Mischungsverhältnis nicht alkohöllisch und flüssig, sondern vielmehr eine Kombi aus Bewegung und Duft zum Zubeißen. Bei den Düften handelt es sich keinesfalls um die neuesten Kreationen von Chanel, sondern um Deftiges, wie Wurm, Fisch oder Garnele. Bewegung bringen Kunstköder, die zum Teil eigens für das Kombiangeln mit natürlichen Düften konstruiert wurden. Beides zusammen reizt den Dorschgaumen gewaltig und bringt oft gute Fische mit sich.

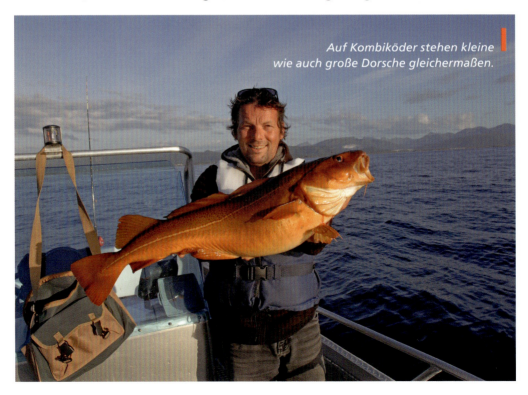

Auf Kombiköder stehen kleine wie auch große Dorsche gleichermaßen.

Die Mischung macht's

Wer sich sein Glas bis fast zu Oberkante mit Whisky füllt und noch ein paar Tropfen Cola nachkippt, mischt mit Sicherheit nicht lange mit. Gesetzt den Fall, er könnte noch angeln und würde sein Vorhaben an einer Kombi aus Kunst- und Naturködern wiederholen, wäre das Ergebnis genau so niederschlagend wie die vorherige Mische. So nun aber genug gespielt, sonst wird uns noch ganz schummerig.

Bei Kombis aus Natur und Kunst sollte der Anteil von beiden um die Fifty-Fifty liegen. Das ist allerdings nicht das Maß in unseren Gläsern! Der künstliche Teil dient neben dem Köderspiel vor allem auch als Gewicht, um die natürlichen Gaben auf Tiefe zu bringen. Je nach Angelrevier sind da von leichten 10 Gramm auch schon mal Schwergewichte bis 400 Gramm angesagt.

In den Angelfachgeschäften gibt es immer mehr Produkte, um Kunst mit Natur vereint zum Angeln einzusetzen. Das geht auch gezielt auf Dorsch sehr gut. Der Wasabi von Hart, Inchiku von Fishing Adventure oder Dead-Bait-Jighead von Balzer sind da nur drei im Bunde, um schöne Räuber auf die Planken zu schicken.

Vorteil von allen Kombis ist das selektive und gemächliche Angeln, wobei der Ködermix auch nur mit Halten bei genügend Strom und Drift Fische zum Anbiss bringt. Sebastians jüngster Sohn Mattes ist oft mit auf dem Meer, Kurs Dorsch versteht sich! Der Wasabi darf dabei nicht fehlen. Egal ob auf Nord- und Ostsee oder dem Nordatlantik, Mattes punktet immer mit richtig guten Fischen. Die besten Erfolge hat er dabei ein paar Meter

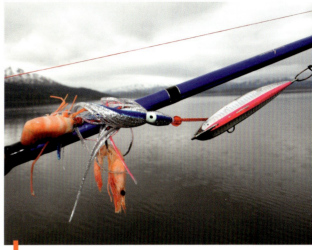

Bei den meisten Kombiködern wird der duftende natürliche Teil unter oder hinter dem künstlichen angeboten.

über Grund. Seine Taktik: Einige Minuten warten und den Köder halten, dann drei bis vier Kurbelumdrehungen hoch und wieder abwarten; so hat er seinen alten Herrn in Bezug auf das Fangergebnis schon öfters hinter sich stehen lassen.

Geiz ist ungeil

Um noch mal auf die Mischung zurückzukommen. Es gibt ja auch Menschen mit einem Spar- oder Egotrip. Die Mischung fällt dabei gänzlich gegen unseren Kandidaten im oberen Absatz aus: ein Tropfen Whisky und den Rest Cola. Einziger Vorteil: Die Jungs können noch angeln, fangen bei der Kombi mit Kunst- und Naturködern aber auch nichts! Die deftige Seite spielt nämlich eine große Rolle. Hängt da nur ein winziges Stückchen Fischfetzen hinter dem Kunstobjekt, wird kein Dorsch der Meere zur Attacke blasen! Ist der Kunstköder in Bezug auf das natürliche Gegenstück zu klein geraten, werden allenfalls ein paar Möwen an der Oberfläche die Kombi attackieren.

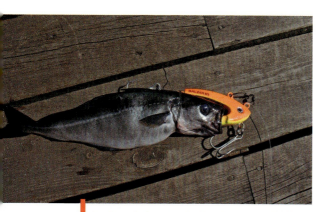

*Im Nordatlantik sind mit ganzen Köder-
fischen am Kombiköder vor allem im
Sommer und Herbst immer ein paar
Dorsche der oberen Liga drin.*

Hering, Makrele und Köhler stehen bei
Dorschen hoch im Kurs auf der Speisekarte. Genau das sollte dann als Filet,
Fetzen oder ganzer Köfi auch bei unseren
Kombis angeboten werden. Sind keine
Köfis zur Hand, hilft ein kurzer Besuch
im Supermarkt oder Angelladen. Denn
Garnelen, Kopffüßer wie Kalmare und
Würmer sind ebenfalls sehr beliebt und
bringen auf der natür-
lichen Seite die Fische zum
Anbiss. Dabei gilt: In der
Ostsee laufen eher Kombis
mit Würmern und Garne-
len, während in der Nord-
see und dem Nordatlantik
alles ankommt. Gerade
im Nordmeer sind richtig
große Kombis der XXL-
Klasse angesagt, um feisten
Dorschen auf die Schup-
pen zu rücken. Ein gan-
zer zweipfündiger Köhler
im Zusammenspiel mit
einem Dead-Bait-Jighead
ist genau das Richtige für
kapitale Fische.

Wer wagt, gewinnt

Kunst- und Naturköder im Kombi zu
fischen, geht auch ohne Wasabi & Co.
Dazu kann ganz einfach ein Pilker in
der passenden Gewichtsklasse genutzt
werden. Ein paar länglich geschnittene
Fischfetzen oder zwei Tiefseegarnelen an
die Haken am Drilling, und schon ist der
Köder fertig. Das ist eine oft sehr erfolgreiche Variante, wenn die Dorsche vollgefressen und zickig in Grundnähe abhängen.

Der Pilker sollte dabei ganz gemächlich
geführt werden und auch mal in der
Ruhephase verweilen. Das bringt genau
den richtigen optischen Reiz mit dem
natürlichen Etwas und schon ist die Rute
krumm. Anstelle eines Drillings können
wir auch einen großen Einzelhaken am
unteren Sprengring mit einem Fischfilet
oder halben Hering in die Fluten schicken.

Eine weitere erfolgreiche Methode ist
ein der Tiefe und Drift entsprechender
Jigkopf mit ordentlich Fleisch am Haken.

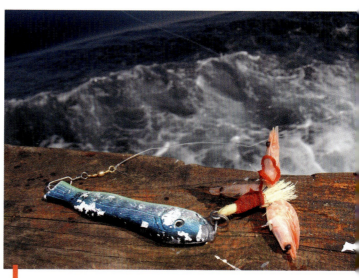

*Ein Mix aus Kunst- und Naturköder lässt sich auf dem
Wasser auch schnell mal selber zusammenstellen.*

Dabei werden in Norwegen und am Gelben oder Weißen Riff auf der Nordsee eher schwerere Modelle mit einem halben oder ganzen Filet gefischt, während auf der Ostsee leichte Jigs mit Garnelen, Seeringelwürmern und Fischfetzen fangen. Filets oder Fischfetzen können für mehr Halt am Jig zusätzlich mit einem dünnen Kupfer- oder Bleidraht am Öhr fixiert werden.

Wattwürmer eigen sich auch für Kunst-Naturködermixe, dann allerdings als Kombi mit Beifängern. Das ist vor allem auf der Ostsee im Sommer und Herbst eine gute Wahl. Die Montage ist einfach und schnell selber konstruiert. Hinter der Mundschnur mit dem klassischen Twister als Beifänger wird in etwa zwei Zentimeter Abstand ein zusätzlicher langschenkliger 0/1-0/2er Haken geschaltet und mit Wattis bestückt. Praktisch kann die Montage am Besten in der Abdrift leicht gezupft werden oder einfach nur durch Halten Bisse bringen.

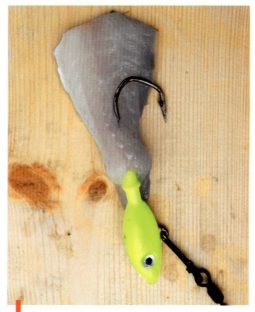

Einfach, fängig: Jighaken mit Fischfetzen bestückt.

Deftige Happen

Die Köderpalette an natürlichen Reizen ist breit gefächert und sehr variabel in den unterschiedlichsten Revieren einsetzbar.

Zum Glück sind Dorsche wahre Fressmaschinen, scheinbar immer mit Platzreserven im Magentrakt. Schnell fressen und schnell verdauen ist dabei die Devise. Entsprechend sollten wir beim Angeln mit natürlichen Ködern immer ein ordentliches Angebot am Haken präsentieren, denn der unersättliche Hunger unserer begehrten Beute fordert nicht nur deftige, sondern auch üppige Happen. Im Grunde genommen ist das bei uns

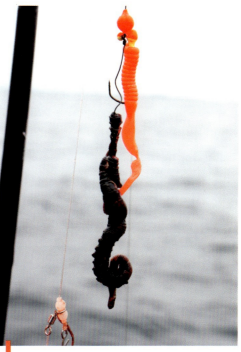

Fängt neben Dorschen auch prima Plattfische: Wattwürmer hinter Twister mit Jigkopf geschaltet.

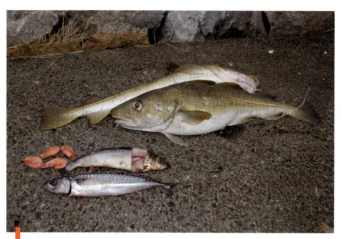

Mit Naturködern geht in Sachen Dorsch einiges. Dabei laufen die verschiedenen Düfte auch oft in Kombination prima.

Gib alles

Fangen wir dabei gleich mit den Naturködern der XXL-Klasse an. Wer an die richtig großen und kapitalen Dorsche ran will, sollte ganze Köderfische nutzen. Das bringt zwar oft nicht die Menge an Fischen, wenn es aber rumpelt, dann auch richtig. Als Köderfische haben sich Hering, Makrele und Köhler durchgesetzt, wobei Dorsche auch eine rege Vorliebe für handgroße Plattfische hegen. Die sind aber nicht immer einfach zu beschaffen, während Hering & Co. eigentlich fast immer frisch oder gefroren zur Hand sind.

Zweibeinern ja auch nicht anders, wenn wir nicht gerade magersüchtig sind. Wer lässt denn schon die dicke Wurst vom Brot, verzichtet auf Butter und verzehrt den spärlich verbliebenen Rest krümelweise? Das lässt wiederum darauf schließen, dass Dorsche auch stark konsumgefährdet sind und einer Wohlstandsgesellschaft gern entgegenschwimmen! Deshalb kommen nun knallharte Tipps und Infos rund um die natürlichen Gaben für unsere Beute.

Je nachdem auf welchem Meer wir den Dorschen nachstellen, kann der Köfi angeboten werden. In der Ostsee wird mit vorwiegend ganzen Heringen an Nachläufermontagen gefischt. Dazu wird an dem etwa 40 Zentimeter langen 0,60er monofilen Nachläufer ein größerer 6/0er langschenkliger Haken geknotet und im Heringskopf hinter den Augen durchgezogen. Ein Blei entsprechend Strom und Drift bringt

Ganze Köderfische stehen vor allem bei den großen Dorschen oben mit auf der Speisekarte. Kurios: Hier hakte sich neben dem angeköderten, toten Köderfisch noch ein zweiter Seelachs. Der Dorsch dachte »Nimm 2« und packte sich gleich beide.

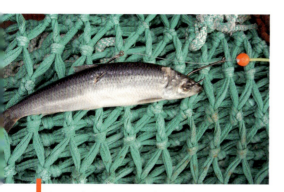

Um dem Ganzen noch ein besonders deftiges Aroma zu geben, kann die hintere Hälfte, also ab der Rückenflosse abwärts bis zum Schwanz, filetiert werden. Dann haben wird den klassischen Flatterköfi, eine mörderische »Waffe«, immer für ein paar Schwergewichte gut.

Abgefetzt

Makrelen, Heringe und Köhler können aber auch gut in Stücken an etwas leichterem Gerät angeboten werden. In der Regel spricht man dann von Fetzenködern und halben Filets. Dazu brauchen wir nicht ganz so große Haken, langschenklige 2/0- 4/0er sind optimal. Bei der Mono-Vorfachschur sollte man weiterhin auf einen relativ großen Durchmesser und Leistung setzen. Schnüre um die 0,70 Millimeter sind gut für das Angeln mit Fischfetzen oder Filets.

Je nach Revier werden die ganzen Köderfische mit einem oder zwei Haken für einen fetten Dorsch präsentiert.

den Hering in die gewählte Tiefe. Streckt sich das Nachläufervorfach in der Strömung, fängt der Hering verführerisch an zu schlingern. Wenn das auch noch alles im Herbst oder Frühjahr unter einem Heringsschwarm passiert, stehen die Fangchancen äußerst gut.

In der Nordsee und vor allem dem Nordatlantik laufen auch Makrelen und Köhler prima. Die Köderpräsentation verändert sich dabei ein wenig. Erstens wird auf Grund der Dorschgröße und den stärkeren Beißerchen dickeres Mono als Vorfach verwendet. 0,80 bis 1,0 Millimeter sind da gerade recht. Zweitens wird mit einer Zweihakenmontage geangelt, das gibt weniger Fehlbisse.

Dabei wird ein 8/0 er Haken auf die Mono-Vorfachschnur gezogen und der zweite 6/0er Haken am Ende angeknotet. Der erste größere Haken wird dann mit einem Stopperknoten über dem Hakenhals und der dicken Mono mit etwas dünnerer 0,60er fixiert. Den fixierten ersten Haken ködern wir von unten durchs Maul des Köfis und den zweiten festen kleineren Haken direkt unter der Rückenflosse.

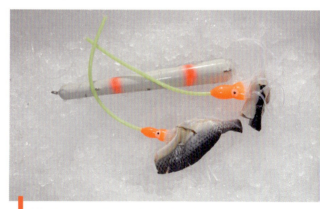

Mit Fetzen oder halben Filets lassen sich immer ein paar Dorsche aus der Reserve locken. Als zusätzlicher Reiz ist ein Gummioctopus an einigen Tagen unschlagbar.

Im Gegensatz zu ganzen Köderfischen können wir beim Dorschangeln mit Fetzen auch gut zwei Anbissstellen verwenden. Dazu sind zwei einfache Montagen geeignet. Bei der ersten wird mit einem kurzen 40 Zentimeter langen Nachläufer und einer noch kürzeren 20 Zentimeter langen Mundschnur einen halben Meter über dem Blei den Fischen nachgestellt. Bei Variante zwei sind beide Anbissstellen über dem Blei an kurzen Mundschnüren etwa in Abständen von einem Meter. Fischfetzen um die 10 Zentimeter Länge, dünn und etwas keilförmig geschnitten, betören die Dorsche nicht nur mit Düften, sondern flattern auch schön bei Strom und Drift.

Ganz wichtig ist es bei der Methode, entweder frische Makrelen oder Heringe zu nutzen oder gefrorene, die nicht schon einmal aufgetaut wurden. Makrelen- und Heringsfleisch ist nämlich sehr weich und hält nach zweimal Auftauen als Fetzen sehr schlecht am Haken. Wir wollen ja

Dorsche fangen und nicht nur füttern! Mit Fischfetzen geht eigentlich in jedem Meer was in Sachen Dorsch, wobei die Ostseeräuber nicht immer zum Anbiss gewillt sind.

Watt-und Seeringelwürmer

Klar wie Kloßbrühe, Würmer gehören natürlich auch mit zu den Top-Dorschködern. Vor allem von den Stränden in Holland, Deutschland und Dänemark aus werden viele Dorsche mit Watt- oder Seeringlern gefangen. Aber auch das Naturköderangeln auf der Ostsee bringt mit Würmern immer wieder gute Dorschfänge. Klar können nicht die Riesen wie in Norwegen erwartet werden, aber gute Portionsdorsche auch mal mit Plus bringen an leichtem Gerät Laune und sind in der Küche eine Wucht.

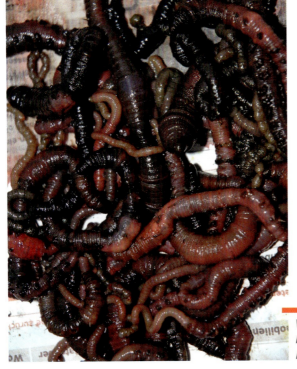

Für eine gelungene Dorschtour mit Wurm sollten Wattis und Seeringler unbedingt frisch sein, ansonsten gibt es kein Halten mehr am Haken und an der Laune der Angler. Auch das Durchstechen von Würmern sollte tunlichst gelassen werden, denn Wattis laufen dabei regelrecht aus und verlieren einiges an Lockwirkung und Stabilität am Haken.

Am besten wird eine Wattwurmnadel genutzt. Da können die Köder vom Kopf her richtig gut aufgezogen werden und rutschen später einwandfrei auf die Haken. »Do it yourself«-Wattwürmer kann man sich an der Küste selber besorgen.

Wattwürmer sind an der Ost- und Nordsee Top-Köder, um vom Boot, Mole oder Strand Dorsche zu fangen.

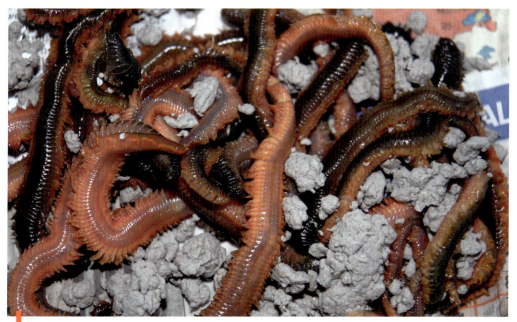

Seeringelwürmer sind etwas fester als Wattis und können gut in Kombination als Stopper zuletzt auf den Haken gezogen werden.

Dabei werden die Würmer an der Ostsee meistens mit einem »Plümper«, der eigentlich zum Reinigen von verstopften Toiletten genutzt wird, auf dem Sand im klaren Wasser gespült, und an der Nordsee bei Ebbe mit einer Forke gegraben. Wer es auf die bequeme Tour mag, kann Watt- und Seeringelwürmer in den meisten Angelfachgeschäften an der Küste kaufen und am besten schon vorher bestellen. Zu den Systemen in der Brandung oder vom Boot aus gibt es in dem nächsten Kapitel mehr Input.

Frutti di mare

Damit ist kein neuer Lockstoff gemeint, sondern in kulinarischen Kreisen Getier aus dem Meer auf unseren Tellern. Was uns gebraten, frittiert oder gekocht schmeckt, ist den Dorschen roh und wabbelig recht. Ob Muscheln, Kopffüßer, Garnelen oder Schnecken, dank des gesegneten Appetits fackeln Dorsche nicht lang und sind gern bereit, einen leckeren deftigen Happen zu inhalieren.

Bei Muscheln und Schnecken ist gleich anzumerken, dass sie sehr gute Köder zum Dorschangeln sind, aber extrem weich und damit schlecht am Haken halten. Andererseits sind sie schnell und leicht am Meer zu beschaffen. Zwei kleine Tipps helfen, um auch mit den natürlichen Wabbelködern beim Dorschangeln zu punkten. Wer vom Boot aus mit den weichen Schalentieren angeln möchte, kann die entweder kurz kochen, damit sind sie schon wesentlich fester, oder den frischen Muschel-Schneckenbrei in ein Gazesäckchen stopfen und an den Haken hängen. Vom Ufer ist das schon schwieriger und man muss den Köder mit dünnem, transparentem und elastischem Plastikfaden umwickeln (»Elastic

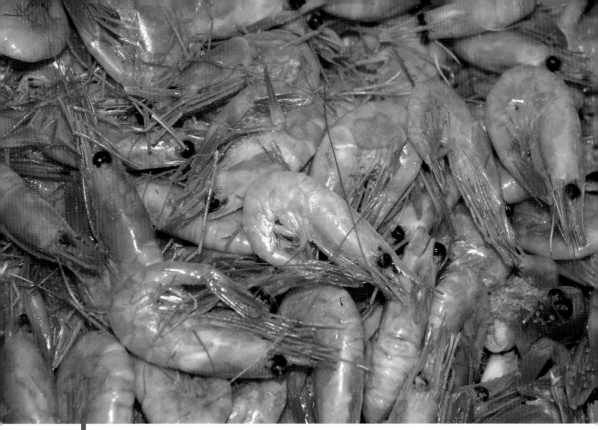

Tiefseegarnelen sind nicht nur gern bei uns auf dem Teller gesehen, auch Dorsche haben eine echte Vorliebe für die leckeren Schalentiere.

Baid Band«). Das ist ziemlich aufwändig, wird in England und Holland von der Küste aus allerdings sehr erfolgreich praktiziert.

Kopffüßer und Garnelen halten da schon erheblich besser. Kraken und Kalmare sind in jedem größeren Supermarkt im Ganzen oder in Teilen eingefroren zu kaufen oder frisch auf dem Fischmarkt. In der Ostsee bringen dünne lange Streifen an 0/1er Haken gute Fänge. Die Streifen können dabei auch langsam aktiv knapp über den Grund gezupft werden. In der Nordsee und dem Nordatlantik können wir schon mehr an den Haken hängen.

Entweder heißt der Wahlspruch »geh aufs Ganze«, damit wird der komplette Kopffüßer auf einen großen 8/0er Haken gezogen, oder wir setzen auf einen langen wabbeligen Krakenarm an einem etwas

kleineren 4/0er Haken. Die Fang-Ergebnisse sind oft beeindruckend und sprechen eindeutig für sich. Abschließend noch was zu den Garnelen: super Naturköder in allen Meeren zum Dorschfang. In der Regel werden die großen Tiefseegarnelen (lat. *Pandalus borealis*) eingesetzt. Vom Strand aus sollte das geschälte Fleisch ohne Kopf mit elastischem Plastikfaden umwickelt werden. Beim Angeln vom Boot ist das nicht nötig. Tiefseegarnelen sind in fast jedem Supermarkt tiefgekühlt zu erwerben. Wir können eine oder auch zwei auf langschenklige 0/1er Haken ziehen, immer mit dem dickeren oberen Ende zuerst.

Gut kombiniert

Sherlock Holmes und Dr. Watson hätten beim Naturköderangeln auf Dorsch ihre wahre Freude. Dabei geht es nicht darum, Verbrecher dingfest zu machen, sondern vielmehr um die breite Köder-bank und die damit entstehenden Möglichkeiten zu kombinieren. Ich bin mir sicher, die beiden hätten einen Riesenspaß und würden die deftigen Happen zielgenau für den Dorschgau-men zusammen puzzeln. Nun, da die Herren schon lange six feet under verweilen, bleibt es wohl an uns Meeresanglern, die verschiedenen Natur-köder in den unter-schiedlichsten Revie-ren auf ihre Fängigkeit zu checken.

Mit einigen haben wir schon Testangeln unternommen. Dabei hat Garnelenfleisch, gepult ohne Kopf, im Zusammenwirken mit Heringsfetzen am besten abgeschnitten. Zugegeben, es waren nicht nur Dorsche, die die Natur-kombi attackierten, aber ein paar schöne marmorierte Räuber fan-den schon den Weg ans norwegische Ufer. .

Mit dünnen um die fünf Zentimeter langen Kalmarstreifen und Wattwurm hat Sebastian einige Ostseedorsche vom Kleinboot dingfest machen können. Dabei lief der Kombimix hinter einem extrem kurzen Vorfach an einem aktiv gefischten Buttlöffel. Mit Wurm und Garnele gab es bisweilen, wenn überhaupt, nur kleine Dorsche. In der nächsten Norwegensaison sind XXL-Kombis dran. Dann geht's mit ganzem oder halbem Kalmar und Hering hoffentlich in die Champions-Liga!

Ein Ass im Ärmel

Eigentlich sollte es gezielt auf Steinbutt in der Ostsee gehen. Dazu wurden von einem örtlichen Fischer frische Sandaale und kleine Sprotten gekauft, und ab mit dem Boot raus, den Platten entgegen. So dachten wir zumindest, als die um die

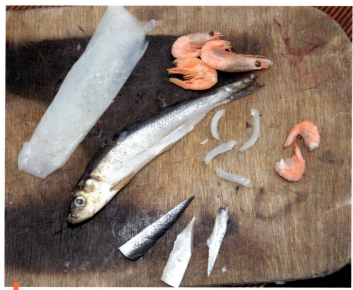

Die breite Palette an Naturködern ist eigentlich wie ein Experimentier-Kasten und kann in der richtigen Kombination viele Fische zur ersehnten Attacke verleiten.

zwei Meter extrem lange Nachläufer-montage mit einem ganzen Sandaal an einem 0/1er Zweihakensystem über Bord ins kühle Nass auf die Reise ging.

Den Tipp zu dem Angelplatz hatten wir von dem Fischer, der uns die Köder verkauft hatte. Genau dort, wo wir auf 11 Meter drifteten, fängt er mit Netzen viele Steinbutte, hatte er uns versichert. Bei einer günstigen mittleren Driftge-schwindigkeit konnten wir die schweren Bodentaster gut am Grund halten. Der erste Biss riss einem Angelkumpel fast die Rute aus der Hand. Holla, was muss das für ein Steinbutt sein, schoss es uns durch den Kopf, und schnell wurde der Kescher bereitgelegt. Der Fisch am anderen Ende veranstaltete wilde Fluchten und ließ die Bremse der kleinen Multi aufheulen. Das war ja fast wie beim Heilbuttangeln in Norwegen. Dann kam zur großen Überraschung ein feister Ostseedorsch von mehr als fünf Kilo an die Oberfläche. Okay, netter Beifang, die Stimmung war gut.

Beim nächsten Biss an Sebastians Rute musste er gar nicht mehr anschlagen, das tat der Gegner am anderen Ende der Schnur mit einer krassen Flucht. Nach einem spannenden Fight kam, wer ahnt es nicht, der nächste klasse Ostseeleopard ans Tageslicht. Diesmal etwas kleiner, aber mit vier Kilo immer noch ein klasse Dorsch. In den nächsten Stunden folgten weitere Dorsche auf Sandaal und auch auf Sprotten, keiner unter drei Kilo, der schwerste brachte sogar knapp sechs Kilo auf die Waage. Als wir zufrieden wieder in den Hafen einliefen, saß der benannte Fischer auf seinem Boot in der Sonne und grinste über beide Backen. Wir konnten uns das Lachen nicht verkneifen, denn, auch wenn es mit den edlen Platten nichts geworden war, sind wir doch um ein Ass im Ärmel reicher.

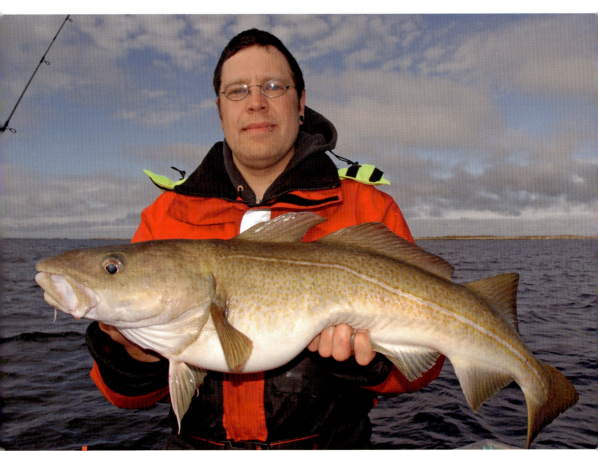

Mit ganzen Sandaalen, Sprotten oder Tobiasfischen sind in der Ost- und Nordsee neben dicken Platten auch feiste Dorsche an den Haken zu bekommen.

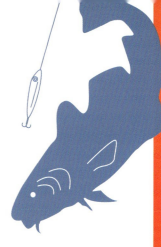

Praxis

Kleine Boote, große Fänge

Wer vom eigenen oder gecharterten Boot angelt besitzt viele Freiheiten: Er kann rausfahren, wann er will, dort angeln, wo er möchte und entscheidet allein darüber, wie lang sein Tag auf dem Wasser dauert. Den Dorschen ist er auf alle Fälle immer dicht auf den Flossen.

Wieder und wieder kurvt der Gummifisch über den Grund. Immer wieder tockt er auf den mit großen Steinen übersäten Grund in rund 15 Metern Tiefe auf. Allein, die Bisse bleiben vollkommen aus. Dieser hübsche Steingrund, der noch vor zwei Wochen stattliche 60er Dorsche brachte, scheint gähnend leer. Wir wechseln die Farben, ändern die Muster, aber es hilft alles nichts: Selbst die tödlichen amerikanischen Gummiwürmer, sonst eine Bank für Fisch, bleiben unangetastet. Wir sind zu dritt an Bord. Es wird Kriegsrat gehalten. Was tun?, lautet die Frage. Wir diskutieren. Sollen wir tiefer ansetzen? Jetzt Ende Oktober – kann es da sein, dass die Gesellen schon eine Etage tiefer geschwommen sind. Dabei ist es noch gar nicht richtig kalt gewesen. Warum sollen die Dorsche also dann schon Richtung Tiefe ziehen? So debattieren wir vor uns hin, um endlich eine Entscheidung zu fällen, was wir tun wollen. Einig sind wir uns darin, dass wir den Platz wechseln müssen. Und zwar nicht einfach nur den Platz, sondern irgendwie auch das Revier. 15 Meter und Steine scheint heute nicht

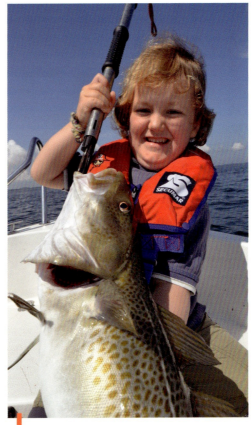

Manchmal ist das Angeln auf Dorsch vom kleinen Boot aus wirklich kinderleicht ...

der Bringer zu sein. Was heißt »scheint«? Hier ist's so tot wie auf dem Friedhof nachts um eins! Also Stellungswechsel.

Wir entscheiden uns gegen tieferes Wasser. Und steuern das Flachwasser an. Das Ostseewasser ist sehr klar, viele der Sommeralgen schon abgestorben. Bei sechs Metern können wir den Leopardengrund, auf dem sich Sand, Steine und Bewuchs in kurzen Abständen abwechseln, schon schemenhaft erkennen. Wir werfen die Köder aus. Rainer setzt auf einen 12 Zentimeter langen Kopyto in Orange-Glimmer-Schwarz am 30-Gramm-Kopf. Nach zwei Hüpfern am Grund sitzt der Köder fest. Aber nicht am Grund, sondern im Fischmaul! Holla, die Waldfee, da biegt aber einer die Spinnrute kräftig durch.

Bald schüttelt ein wütender 70er Dorsch seinen Kopf an der Oberfläche. Mit einem Boga Grip, einem so genannten Lippengreifer, holt Rainer den Fisch an Bord. Da strahlt er. Was für ein schöner Fisch!

Damit steht fest: Flacher jagen sie, die Burschen. Nix 15 Meter, nein, sechs Meter und flacher gehen die Bartelträger auf Raubzug. Und was jagen sie dort? Strandkrabben! Das zeigt sich ziemlich schnell, denn dem ersten gefangenen Dorsch spaziert eine noch lebendige Krabbe fast unversehrt aus dem großen Maul. Und als Rainer den Leib des Fisches befühlt, kann er die anderen bereits gefressenen Panzertiere durch die Haut hindurch spüren. So, so, auch die Dorsche wissen, was lecker ist. Schalentier-Menü ist angesagt heute.

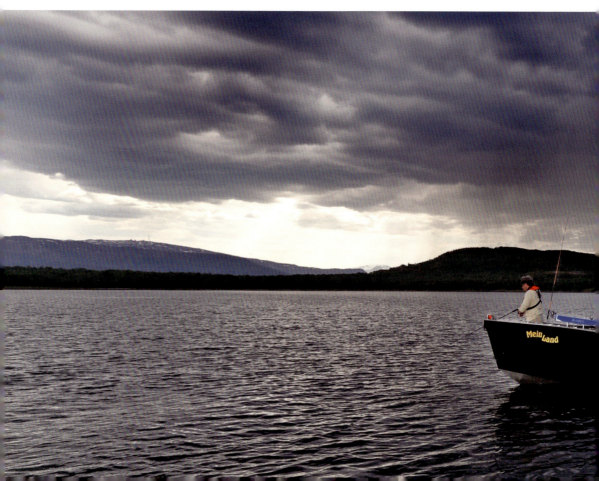

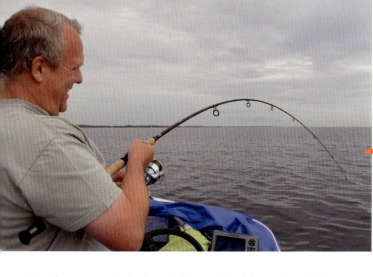

Kurz vor der Dunkelheit fischen wir mit unserem sechs Meter langen Leihboot über gerade mal dreieinhalb Meter tiefem Wasser und fangen Dorsch auf Dorsch. Und kaum ein kleiner darunter. Die Strandkrabben-Räuber müssen vielleicht ein Mindestalter haben – keine Ahnung. Auf jeden Fall gibt's reichlich Flachwasserdorsche an den Angeln. Und das ist die Hauptsache.

Jetzt kurz vor der kalten Jahreszeit schlagen sich die Fische nochmal die Bäuche voll mit den krabbelnden Leckereien. Wird's erst mal kälter, fällt das Aufspüren der Krabbler nämlich wesentlich schwerer. Und das wissen die Dorsche natürlich. Gut, dass wir uns fürs Flachwasser entschieden haben.

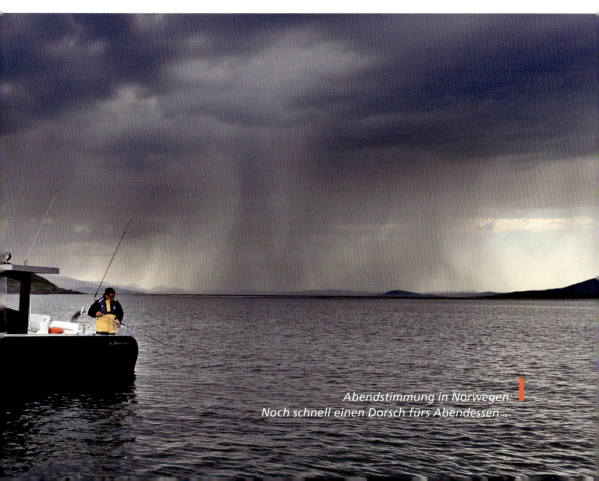

Abendstimmung in Norwegen:
Noch schnell einen Dorsch fürs Abendessen ...

Flexibel sein

Für den Kleinbootkapitän ist diese Freiheit, mehr oder weniger zu machen, was er will, Segen und Fluch zugleich. Klar, auf dem Kutter braucht er sich um nichts weiter zu kümmern, als zu angeln. Der Käpt'n steuert die Plätze an, legt das Schiff in die Drift und sagt dem Angler sogar mit Hilfe seiner Tröte, wann er anfangen darf zu angeln. Der Skipper des eigenen oder geliehenen Bootes hingegen ist auf sich selbst gestellt; meist natürlich mit seinen Angelfreunden. Doch ehrlich: Ganz allein ist er zum Glück meist nicht. Entweder ist es sein Hausrevier, das er schon länger kennt. Dann weiß er auch um die Eigenheiten des Gebietes, weiß, wann die Fische wohin wandern und kennt die »geheimen« Plätze, an denen meist doch noch was geht, wenn augenscheinlich eigentlich gar nix beißen will.

Außerdem gibt's ein Geheimrezept und das lautet Kommunikation. In Einfach-Sprache: Reden Sie mit anderen Anglern, die Sie im Hafen treffen, mit dem örtlichen Angelhändler und dem Bootsverleiher. Denn die Legende vom schweigsamen Angler zeichnen zwar eifrig und drei Tage die Cartoonisten, aber die sind wohl eher keine Meeresangler. Denn dann wüssten sie nur zu gut, dass diese Gattung von Anglern in der Mehrzahl zu den Auskunftsfreudigen zählt.

Das »Tratschen« gehört einfach dazu, wenn man zusammen vor den Booten steht. Und oft sind es die kleinen Nebensächlichkeiten, denen man sehr genau ein Ohr schenken sollte. So wie: »Letzte Woche nur auf der 10-Meter-Linie. Heute morgen plötzlich ganz flach, vor der Steilküste«. Treffer! Schon haben Sie einen wichtigen Hinweis erhalten. Natürlich dürfen Sie nicht alles glauben, was die anderen Angel-Skipper so von sich geben. Es gehört schon ein bisschen Erfahrung dazu, auch zwischen den gesprochenen Sätzen zu lesen beziehungsweise zu hören. Lernen Sie die Aufschneider und Möchte-gern-Könner sanft zu überhören, ohne unhöflich zu sein. Sprechen Sie mit denen, die erst mal am wenigsten reden. Denn die wissen meist am besten Bescheid.

Wichtige Hilfsmittel

Wenn Sie mit einem kleineren Boot zum Dorschangeln hinausfahren wollen, sollten Sie einige Dinge dabei haben. Einen gut gefüllten Tank, aktuell gewartete Rettungswesten in ausreichender Zahl

Mit ein wenig Übung ist ein Lippen- oder Kiefergreifer (Lipgrip) eine klasse Landehilfe für Dorsche.

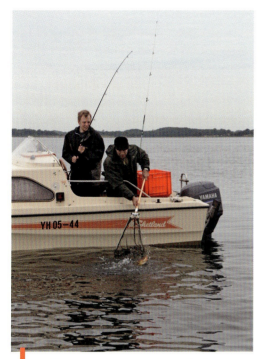

Auch ein Kescher leistet an Bord gute Dienste, um Dorsche sicher zu landen.

gleich das Original, der BogaGrip. Der ist zwar um einiges teurer als seine billigen Kopien, allerdings auch wesentlich besser. Ich verspreche Ihnen: Nach dem dritten relativ schnell kaputt gegangenen oder nicht mehr richtig funktionierenden Billig-Greifer landen Sie sowieso beim Boga Grip. Wer billig kauft, kauft zwei Mal oder drei Mal. Diese Regel gilt für Fischgreifer anscheinend ganz besonders.

Nehmen Sie eine ausreichend große Fischkiste mit für den Fang. Besonders an warmen Tagen sollten Sie die Fische kühlen, Fischfleisch verdirbt sonst schnell. Erfahrene Bootsangler haben eine richtig große Kühlbox an Bord, die einen schraubbaren Ablauf hat. Frieren Sie zuhause Wasser in PET-Flaschen ein und legen Sie davon zwei, drei Stück in die Box. Sie kühlen den ganzen Tag. Füllen Sie diese Flaschen am Meer mit Salzwasser und frieren es später zuhause ein. Salzwasser besitzt einen niedrigeren Gefrierpunkt als Süßwasser und hält Ihre Fische deswegen länger kalt. An warmen Tagen sollten Sie die Dorsche gleich nach dem Töten ausnehmen und kurz ausspülen. Dann erst in die Box geben. So bleibt alles sauberer und es riecht auch weniger streng.

an Bord (Sie wollen im Ernstfall ja nicht drum knobeln), ein wasserdichtes oder wasserdicht verpacktes Handy (am einfachsten in einem Zip-Gefrierbeutel), Signalmunition samt Abschussgerät, eine helle Taschenlampe, einen Anker mit mindestens 20 Meter Leine, Schöpfkelle und Eimer. Ein Drift- oder Treibanker ist auch nicht schlecht und leistet oft gute Dienste, wenn Wind das Boot zu schnell übers Wasser treibt.

Das Gaff darf zuhause bleiben. Nehmen Sie lieber einen anständig großen Bootskescher mit festem Bügel und grobmaschigem Gumminetz mit an Bord. So lassen sich Fische schonend landen und im Gumminetz bleiben die Haken nicht so fies hängen wie im herkömmlichen Netz. Auch gut: ein Lippengreifer; am besten

Filetieren Sie an Bord nur, wenn Sie ein ordentliches Filetierbrett, das fest fixiert ist, dabei haben. Auf Knien rutschend und ein loses, abgelegtes Brett als Filetierhilfe sind beste Zutaten für einen saftigen Schnitt mit dem scharfen Filetiermesser – allerdings nicht ins Fischfleisch, sondern in Ihr eigenes! Und niemand ist wirklich glücklich, wenn Sie sich selbst filetieren. Am wenigsten Sie selbst! Verwenden Sie stets einen schnittfesten Handschuh, den es in verschiedenen Qualitäten im

Fachhandel gibt. Am besten sind die Modelle, die auch nach Gebrauch, Ausspülen und Trocknen nicht gehärtet sind wie ein Stein, sondern flexibel bleiben. Nur so am Rande: Der Schutzhandschuh gehört in die Hand, die NICHT das Messer führt. Und kommen Sie jetzt nicht mit »is' ja wohl klar« – wir haben es oft genug andersherum gesehen ...

Wenn Sie erst im Hafen filetieren möchten, weil es da vielleicht bessere Möglichkeiten gibt, sollten Sie vom offenen Meer einen halbvollen Eimer mit Salzwasser mitnehmen. Denn die feinen Filets der Dorsche gehören auf gar keinen Fall mit Süßwasser gespült oder gar hineingelegt. Das ist für den feinen Fisch wirklich Höchststrafe. Da stirbt er gleich zum zweiten Mal. Meeresfisch gehört in Meerwasser. Warum? Weil Süßwasser die Zellen des Meeresfisches zerstört und das Fleisch weich und wabbelig macht. Und wer will so etwas auf dem Teller haben?

Wenn Sie den Dorsch einfrieren möchten, sollten Sie ihn gut abtropfen lassen. Das funktioniert prima in einem ausgedienten großen Zwiebelnetz oder ähnlichem. Filets einfüllen, Beutel aufhängen, eine halbe Stunde warten, fertig! Diese Verfahrensweise presst das meiste Wasser in kurzer Zeit aus den Filets. Viele Angler legen die Filets zum Abtropfen auch auf engmaschige Drahtgitter. Klappt auch, wenn auch nicht so effizient wie das Netz. Und Vorsicht vor allem in Norwegen: Die weißen Geier wissen ganz genau, wo die Angler ihre Filets trocknen lassen! In einigen Gebieten haben sich Möwen geradezu darauf spezialisiert, die fertigen Filets zu »angeln«, wenn der Angler gerade mal nicht aufpasst.

Technische Hilfsmittel

Klar, es gibt die Skipper, die jeden Stein auf dem Grund ihres Hausrevieres kennen und die Fische mit dem Vornamen ansprechen. Das sind die Leute, die keine Seekarte brauchen und kein Echolot. Und die trotzdem immer ihre Fische fangen. Wenn Sie ein solcher Skipper-Angel-Gott sind, dürfen Sie diesen Abschnitt überspringen und beim nächsten weiterlesen.

Na, noch da? Dann gehören Sie wohl zu den 95 Prozent, die sehr wohl Hilfsmittel zu schätzen wissen, um erfolgreicher zu angeln. Das wichtigste technische Instrument an Bord ist für den Angler (und Bootfahrer) sicherlich der Seekartenplotter, der mit einem GPS-Empfänger gekoppelt ist. Wie groß sollte das Display sein? So groß wie möglich! Je größer der Bildschirm Ihres Plotters, desto mehr können Sie erkennen, desto einfacher lässt sich navigieren.

Wenn Sie ein eigenes Boot haben und genug Patte in der Tasche und Platz im Cockpit, trennen Sie Plotter und Fischfinder. Und gönnen Sie dem Plotter den

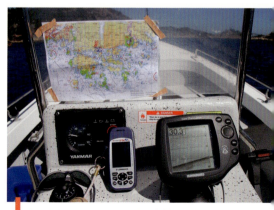

Fischfinder, portables GPS und Papierseekarte: Dieser Steuerstand ist sicher ausgestattet.

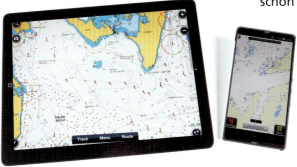

schon zwei Geräte, dann das große für den Plotter und das kleine für den Fischfinder.

Sie haben kein eigenes Boot? Das werden wohl die meisten Leser dieses Buches jetzt sagen. Auf vielen Leihbooten, besonders auf den kleineren, günstigen, sind oft leistungsschwache und kleine Plotter montiert. Und die dann auch noch kombiniert mit einem Fischfinder! Am besten noch das Ganze in Schwarz-Weiß – dann können Sie sich auch gleich nach dem Ausfahren aus der Hafeneinfahrt die Augen verbinden lassen und versuchen, die Fangplätze nach Gefühl anzusteuern. Das klappt wahrscheinlich besser ...

Moderne Zeiten: Seekarten-Apps können relativ günstig auf Tablet-PCs und Smartphones geladen werden. Die Qualität ist allein aufgrund der top Displays extrem gut und den meisten herkömmlichen Plottern weit überlegen.

großen Bildschirm. Fürs Echolot reicht auch ein kleinerer. Ein reiner Plotter ist auch erheblich günstiger als ein Kombigerät der gleichen Größe. Also wenn

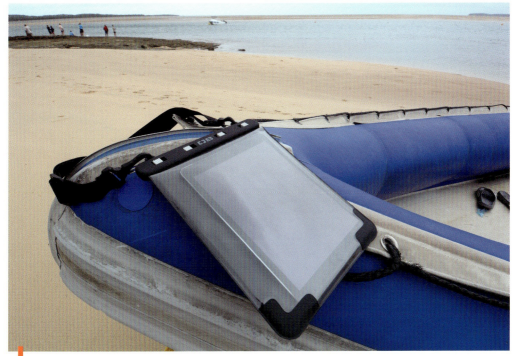

In eine wasserdichte Hülle verpackt, trotzt das Tablet sogar Meerwasser.

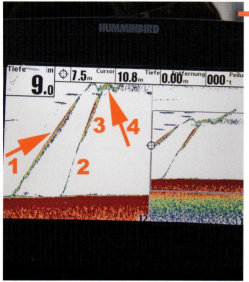

Sensationelle Fischfinder-Anzeige: 1. zeigt den Lauf eines 16 Zentimeter-Gummifisches an einem 50-Gramm-Jigkopf. Der Köder wird unterm Boot eingeholt und gerät in den Sendekegel des Echolotes. 2: Ein Dorsch folgt dem Köder erst sehr schnell; das erkennen Sie daran, dass die Linie dünn und unterbrochen dargestellt wird: Der Fisch wird nur von wenigen Signalen ertastet und dementsprechend »dünn« abgebildet. 3: Nun nähert sich der Fisch dem Köder und er verlangsamt das Tempo. 4: Der Biss! Live und in Farbe: Der Dorsch hat den Köder gepackt. Rainer Korn als Angler hatte aufs Echolot geschaut und den verfolgenden Fisch gesehen. Die rechte Display-Hälfte zeigt die gleiche Situation ohne Zoom-Einstellung.

Nein, im Ernst. Wenn Sie öfter Boote chartern, sollten Sie sich die Anschaffung eines portablen Plotters überlegen. Oder Sie sind stolzer Besitzer eines iPads beziehungsweise eines Android-Tablets.

Wenn das Gerät nämlich mit einem GPS-Empfänger ausgestattet ist (beim Kauf unbedingt drauf achten!), haben Sie gleichzeitig einen tollen Kartenplotter in den Händen. Die wohl beste Navigationssoftware für Tablets kommt von Navionics. Die App können Sie sowohl in Apples App-Store als auch im Android-Shop Google Play kostenlos herunterladen. Nun können Sie kostenpflichtig die Seekarten auf Ihr Tablet laden, die Sie benötigen. Die Abdeckung ist ziemlich groß. Für Angler, die sowohl in Norwegen, Deutschland und Dänemark angeln, leider etwas blöd geschnitten. Denn Deutschland und Norwegen (komplett!) gibt's in einer digitalen Seekarte, Dänemark samt Island in einer anderen.

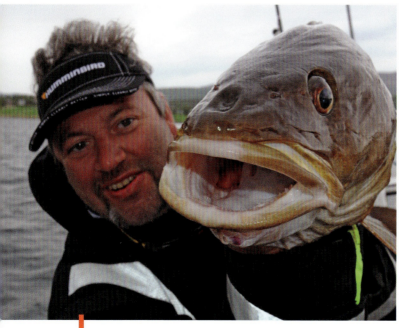

Da ist er, der TV-Dorsch, der sein Kommen bereits vor dem Biss auf dem Bildschirm ankündigte!

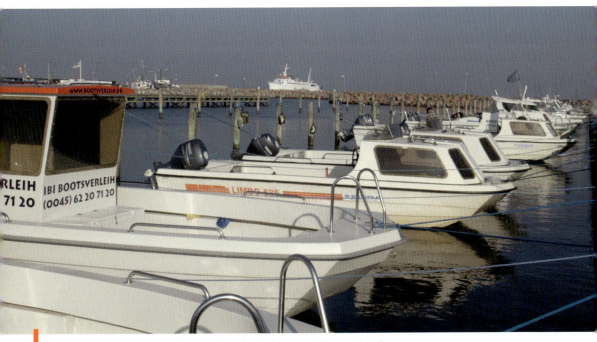

Im Sportboothafen Spodsbjerg der dänischen Insel Langeland
gibt's von IBI die größte Flotte an Charterbooten in der Ostsee.

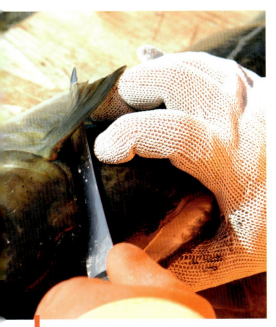

Filetieren mit Schnittschutz-Handschuh
verringert die Verletzungsgefahr
erheblich.

Die gute Nachricht: Die digitalen App-Karten sind wesentlich günstiger als ihre Gegenstücke für herkömmliche Seekartenplotter. Die sind nämlich rund fünf Mal so teuer! Theoretisch lässt sich natürlich auch auf einem Smartphone mit diesen App-Karten navigieren, aber da sollte es sich dann schon um eines der XL-Größe handeln, sonst wird's zu sehr Kleinklein.

Eine Frage des Typs

Wenn Sie mit dem Gedanken spielen, sich ein eigenes Boot zuzulegen, offenbart sich die Qual der Wahl. Viele verschiedene Typen und Materialien stehen zur Auswahl, so dass der Einsteiger in Sachen Boote erst mal dicke Backen macht. Und jeder Bootshändler weiß zu überzeugen, dass seine Boote die besten sind. Mit unserem kleinen Boots-Konfigurator finden Sie schnell zum richtigen Typ.

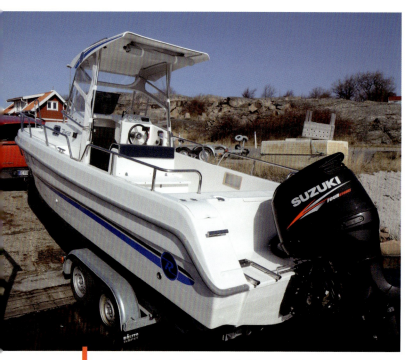

Das eigene Angelboot: ein Traum vieler Meeresangler.

oder Alu-Boot in der Länge zwischen 4,50 und 6 Meter, motorisiert mit einem Viertakt-Außenborder eine gute Wahl. Fahren Sie häufiger mit mehr als zwei Leuten, sollte es über 5 Meter messen.

Je größer und schwerer das Boot, desto stärker muss die Maschine sein. Heute ist ein Motor mit 15 PS Leistung auf dem Meer führerscheinfrei. Das ist allerdings für ein etwas größeres Boot nicht wirklich viel. Die Maschine lieber immer etwas stärker wählen, dann müssen Sie nicht immer am Poller, sprich Vollgas fahren, um schnell vorwärts zu kommen. Mit einem größeren Motor brauchen Sie eher im mittleren Drehzahlbereich zu fahren, was den Verbrauch erheblich reduziert.

- Sie wollen ausschließlich in der Ostsee fischen und keine ausgedehnten winterlichen Trollingtouren fernab der Küste unternehmen? Dann ist ein offenes GFK-

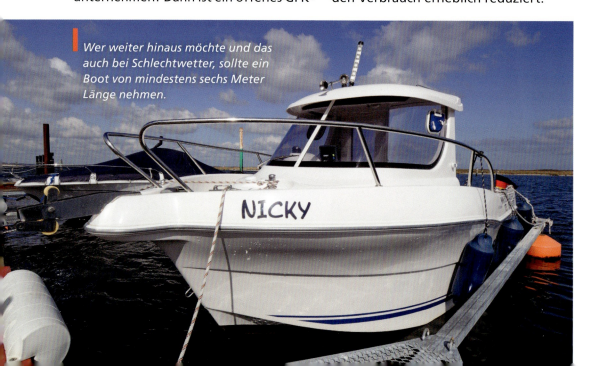

Wer weiter hinaus möchte und das auch bei Schlechtwetter, sollte ein Boot von mindestens sechs Meter Länge nehmen.

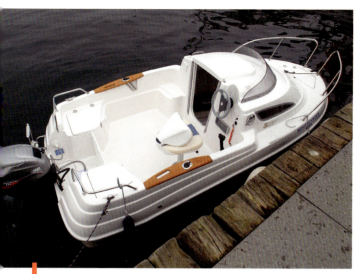

aufrollbare Persenning sein oder ein Verdeck aus GFK (glasfaserverstärkter Kunststoff).

- Sie wollen ein richtiges Boot: stabil, einigermaßen schnell, das auch plötzlich aufkommendes schlechtes Wetter locker wegsteckt? Dann sollten es schon an die sechs Meter Länge sein, eventuell mit Kajüte und Innensteuerstand und hohen Bordwänden. Wenn Sie das Boot öfter trailern, ist ein Außenborder ratsam. Liegt das Schiff fest in einem Hafen, kann auch über einen Dieselinnenborder nachge-

Ein 4,30 Meter langes Kunststoffboot mit kleiner Schlupfkajüte im Bug und 30 PS Außenborder: Das reicht für die Küstengewässer der Ostsee, um auf Dorschzug zu fahren.

- Sie fahren oft mit Kindern (oder der/dem nicht so seetüchtigen Begleiter/in) hinaus zum Fischen? Dann sollte das Boot nicht so kippelig sein und über eine höhere Bordwand verfügen. Schließlich wollen Sie Fische keschern und keine Kinder! Auch ein kleiner Spritzschutz im Bug wäre dann nicht schlecht. Das kann eine

dacht werden. Diese Boote sind zwar erst mal in der Anschaffung oft teurer (nicht immer!), verbrauchen aber wesentlich weniger Sprit (Diesel!) als Außenborder (Benziner!). Moderne Turbo-Diesel sind auch keine lahmen Schnecken mehr, sondern treiben das Boot spritzig und schnell voran.

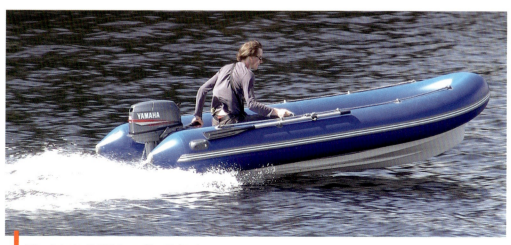

Dies ist ein F-RIB in voller Fahrt!

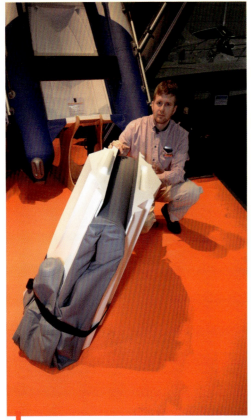

F-RIBs haben eine Festrumpf aus GFK, lassen sich aber platzsparend zusammenfalten.

- Sie haben einen festen Campingplatz oder verbringen Ihre Urlaube am liebsten im Camper oder Wohnwagen? Dann ist ein stabiles Schlauchboot eine Alternative. Es lässt sich gut verstauen, kann auch flott motorisiert werden und ist zudem kippelstabil.

Der größte Vorteil von Schlauchbooten: Sie benötigen keine Slipanlage, um es zu Wasser zu lassen und keinen Monster-truck, um es auf der Straße zu bewegen. Und günstig in der Anschaffung ist es auch noch. Seit 2014 gibt's sogar falt-bare RIB – das sind Schlauchboote mit Festrumpf (GFK). Diese F-RIBs (faltbare RIB) überzeugen mit den sehr guten Fahr-eigenschaften eines Festrumpfbootes, gepaart mit dem kleinen Packmaß eines Schlauchbootes (www.f-rib.de). Optimal für Wohnmobil-Fans, Campingfreunde und alle, die keinen Platz haben, ein Festrumpfboot zu lagern. Die 3-Meter-Modelle passen sogar in den Kofferraum eines Golfs! Zu speziellen Mini-Booten wie Kajak und Belly-Boats kommen wir noch im nächsten Kapitel.

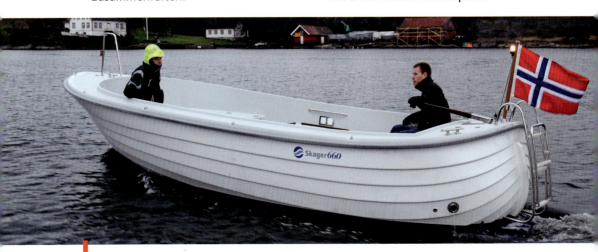

Immer beliebter auch wegen der hohen Spritpreise: Dieselinnenborder-Boote. Moderne Typen sind auch mit Diesel-Antrieb flott unterwegs – ohne gewaltigen Verbrauch.

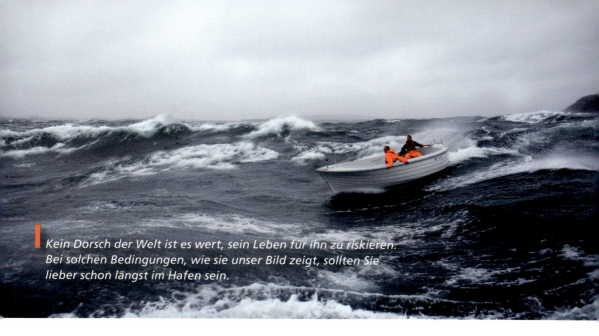

Kein Dorsch der Welt ist es wert, sein Leben für ihn zu riskieren. Bei solchen Bedingungen, wie sie unser Bild zeigt, sollten Sie lieber schon längst im Hafen sein.

Dorsche lassen sich in der Ostsee zu den meisten Zeiten sehr gut dicht unter Land fangen. Riesen-Boote sind da gar nicht nötig. Und wer wirklich einfach nur ein bisschen dichter an den Fisch möchte, ist mit einer kleinen (und günstigen) Boots-Variante am besten bedient. Denn egal wie groß Ihr Boot nachher tatsächlich ausfällt, eine alte Skipper-Weisheit sagt: Das Boot ist IMMER einen Meter zu kurz! Das geht selbst Herrn Abramowitsch so, garantiert. Und sein größtes Schiff (er hat natürlich mehrere ...) misst nur gerade mal 155 Meter ... Viel Platz zum Dorschangeln.

Kleine Helferlein

Sie besuchen mit Ihrem Boot gern andere Reviere? Dann trailern und slippen Sie wohl auch häufiger mal. Rüsten Sie Ihren Anhänger mit Leichtlaufrollen und einer »Gangway«, einem Laufgitter, aus. Das macht das Slippen sehr viel leichter und komfortabler. Die Radnaben und Bremsen sollten möglichst wasserdicht sein. Es gibt pfiffige Trailer, bei denen sich der hintere Teil abklappen lässt. Mit diesen Modellen müssen Sie beim Slippen nicht so tief ins Wasser fahren.

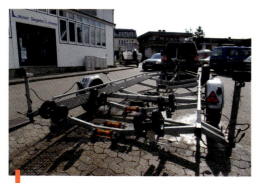

Wer häufig trailert und slippt, sollte seinen Anhänger mit hochwertigen und das Slippen erleichternden Gimmicks ausrüsten ...

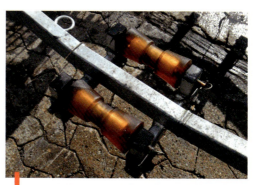

... zum Beispiel mit Leichtlaufrollen für den Kiel. Diese Rollen sind zwar sehr viel teurer als die 08/15-Modelle, lassen aber das Boot wesentlich geschmeidiger vom Hänger gleiten.

Üben Sie das Rangieren und Rückwärtsfahren mit Hänger und Boot auf einem großen Parkplatz, zum Beispiel bei einem Supermarkt, bevor Sie wirklich an die Slippe fahren. Da spielen sich täglich wahre Dramen ab. Gönnen Sie sich vorher ein paar »trockne« Trainingseinheiten ohne Publikum und »Ernstfall«, dann machen Sie später am Wasser eine wesentlich bessere Figur. Kleiner Tipp: Legen Sie die Trainingseinheiten auf einen Sonntag, dann sind die Parkplätze der Shops leer und Ihre Versicherung findet's auch besser …

Schleppangeln

Auch wenn es einige eingefleischte Pilk- oder Gummifischangler nicht hören mögen: Dorsche gehen zeitweise wie verrückt auf geschleppte Blinker und Wobbler. Vor allem die flache westliche Ostsee ist ein Parade-Revier für Abschlepper.

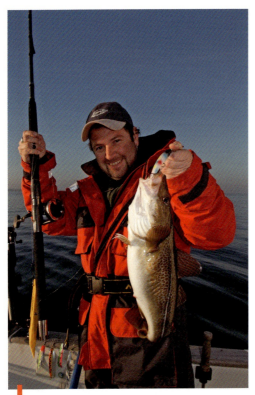

Geschleppter Ostsee-Dorsch. Köder war ein Wobbler ReefRunner DeepDiver in der Farbe Wonderbread.

Die Ostsee liegt da wie ein Spiegel. Kein Windhauch regt sich. Sogar die Strömung scheint eingeschlafen. Vor der Südostspitze Fehmarns, dem Staberhuk, düm-

peln wir mit dem Motorboot an der Zehnmeter-Linie. Nix geht. Die Gummifische wie auch Pilker tanzen verführerisch am Grund, wir wechseln Modelle und Farben, aber die Dorsche scheinen genauso ruhig zu sein wie das Meer oder sind irgendwo anders auf Party. Bisse bekommen wir jedenfalls keine. »Lass uns 'ne Runde schleppen«, ruft Sebastian vom Bug.

Okay, warum nicht. Auf diese Weise decken wir zumindest eine größere Fläche ab. Downrigger oder ähnliche Hilfsmittel haben wir nicht dabei. Lediglich tief tauchende »Deep Tail Dancer«-Wobbler von Rapala und einige Reef Runner – beides schlanke Tiefläufer, die schon so manchen Tag gerettet haben. Bloß keinen Stress heute. Also lediglich zwei Ruten raus und ab dafür. Wir fahren die Zehnmeter-Linie ab. Die Wobbler müssten so zwischen sechs und acht Metern laufen.

Keine 50 Meter kommen wir, dann biegt sich Sebastians Rute schon gewaltig nach hinten. Kurze Zeit später hievt er einen 60er Dorsch an Bord. »Na bitte, geht doch«, grinst er und verstaut den Fisch in der Kiste. Nach weiteren 50 Metern die nächste Attacke, doch dieser Fisch kann sich unmittelbar nach dem Anbiss befreien. Glück für ihn. So geht es weiter. Wo vorher anscheinend fischleere Wüste gewesen war, rappelt's nun im Minutentakt. Und alles schöne Dorsche zwischen 50 und 70 Zentimeter.

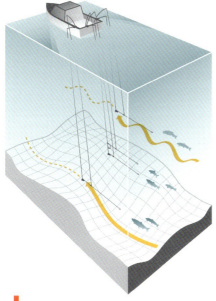

▌*Auf Dorsch schleppen heißt grundnah schleppen. Aber nicht zu dicht! Sonst gibt's Hänger.*

Solche Erfahrungen machen viele Kleinbootangler, die auf der Ostsee unterwegs sind. Gerade an ruhigen Tagen, wenn Bewegung im Wasser fehlt, werden Pilker und Gummifisch oft links liegen gelassen. Aber ein geschleppter Wobbler wird genommen, als gäbe es kein Morgen mehr. Woran liegt das? Wahrscheinlich am Jagdverhalten der Raubfische. Ein Köder, der sich relativ lange Zeit im Blickfeld der Jäger befindet, wie eben ein Pilker oder Gummifisch bei schwacher Drift, wird ziemlich schnell ignoriert. Aus Vorsicht vielleicht? Aus Instinkt? Das haben auch

Taucher bewiesen, die Pilker inmitten von Dorschschwärmen gefilmt haben. Die Fische schwimmen regelrechte Bögen um die Köder herum. Ab und an schnappt mal einer nach der »Beute« und der Angler oben an Bord freut sich und meint, endlich einmal einen der raren Fische gefunden zu haben. Dabei hat er die ganze Zeit mitten im Dorschschwarm geangelt!

Bewegung bringt Fisch

Erfahrene Dorschangler wissen: Raue Bedingungen, wie Wind und Wellen, versetzen die Fische in Beißlaune. Und zwar aus den gleichen Gründen, wie sie bei ruhigem Wasser unsere Köder zum Teil ignorieren. Die »Beute« (unser Köder) zeigt sich kurz, dann driftet das Boot schon weiter und die »Beute« scheint zu entschwinden. Kurz entschlossen packt der Räuber zu – und hängt an der Angel. Deswegen sind auch die Pilkangler auf dem Kutter am erfolgreichsten, die weit auswerfen und den Meeresgrund regelrecht nach Fischen absuchen. Sie bringen Bewegung in den Köder, nutzen die Drift des Schiffes dabei noch aus, um noch mehr Bewegung in den Pilker zu bringen. Und fangen deswegen besser.

Der Schleppangler nutzt diesen Umstand ganz einfach aus, indem er mit seinem Boot fährt und die Köder dabei hinterherzieht. Verführerisch schlagen Wobbler und Blinker aus und ziehen relativ schnell über Grund. Ein Dorsch, der aufmerksam wird, darf nicht lange überlegen, ob er hoch steigt oder nicht. Tut er es nicht, ist die »Beute« längst über alle Unterwasserberge entschwunden, bis er sich endlich mal aufgerappelt hat. Die Zeitspanne fällt also beim Schleppangeln sehr kurz aus,

85

in der der Dorsch seine Entscheidung treffen muss. Sein Jagdinstinkt wird ihm dabei oft zum Verhängnis, denn meist entscheidet er sich für die Attacke – trotz ruhiger See und wenig Bewegung im Wasser. Die Bewegung des Köders, seiner vermeintlichen Beute, reicht aus, um seinen Jagdtrieb gehörig anzustacheln. Er beißt zu. Dieser Umstand macht das Schleppangeln auf Dorsch so erfolgreich. Dabei muss gar nicht mal immer knallhart am Grund geschleppt werden. Selbst Köder, die fünf Meter über Grund laufen, werden erspäht und angegriffen.

Erfolgreiche Köder

Wählen Sie die Dorschköder nicht zu klein. Manchmal sind es die dicken Dinger, die die Raubfische erst so richtig reizen. 16 und 18 Zentimeter lange X-Raps und Magnums von Rapala sind oft die optimalen Waffen, um viel Aufmerksamkeit bei Freund Dorsch zu wecken. Eines der erfolgreichsten Freihand-Schleppmodelle ist ohne Frage der große Deep Tail Dancer von Rapala. Dieser jüngere Spross aus der großen Rapala-Familie hat sich in vielen Köderboxen einen festen Stammplatz erangelt. Für seine Länge von 11 Zentimetern läuft dieser

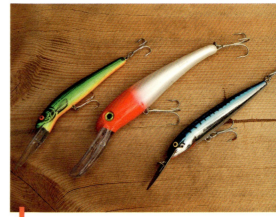

Erfolgreiche Schleppwobbler (von links): Bomber Deep Long A, Mann's Heavy Duty Stretch 25+ und der Klassiker Rapala Magnum im Makrelen Stainless Dekors.

Wobbler erstaunlich tief. Wer mit dünner Geflochtener fischt, kann Tiefen bis über zehn Meter erreichen. Kein Wunder, dass der Deep Tail Dancer (zu Deutsch etwa schwänzelnder Tief-Tänzer) nicht nur bei Dorsch-Schleppanglern heiß begehrt ist.

Unser Favorit, wenn's auf Ostseedorsche geht, ist das Modell Red Tiger (RDT) mit knall-orange-rotem Bauch. Der Deep Tail Dancer 11 cm in 22 Gramm lässt sich trotz seiner großen erreichbaren Schlepptiefen noch gut mit herkömmlichen Spinnruten fischen. Etwas schwerer munitioniert werden muss, wenn der auch sehr fängige X-Rap Magnum geschleppt werden soll. Der 16 Zentimeter lange Ausnahmewobbler taucht an Geflochtener ebenfalls bis zu zehn Metern und ist eine anglerische Allzweckwaffe, die Ihnen in der Ostsee Dorsche beschert, genauso wie in Norwegen oder Island.

Der Lieblingswobbler von Rainer Korn zum Dorsche abschleppen: Rapalas Deep Tail Dancer in 11 Zentimeter Länge.

Und wenn Sie in tropischen Gefilden unterwegs sind, knallen Thune, Königsmakrelen und Wahoos auf diesen sehr fängigen Wobbler. Er ist ein ausgewiesenes Schleppmodell und sollte in Ihrer Köderbox auf keinen Fall fehlen. Wir verwenden ihn übrigens auch sehr erfolgreich zum Schleppen auf Heilbutt in Nordnorwegen. Eine Top-Farbe für alle Gelegenheiten einschließlich Schleppangeln auf Dorsch ist FT – Firetiger (Feuertiger) mit orangem Bauch, grünen Flanken, schwarzen Tigerstreifen und gelber Tauchschaufel.

Eine Bank zum Dorschschleppen ist auch der amerikanische Wobbler Reef Runner DeepDiver. Das 12 Zentimeter lange Modell ist ebenfalls ein Tieftaucher, der eine schon fast unheimliche Anziehungskraft auf Dorsche auszuüben vermag. Er ist leider in Deutschland nicht so einfach zu bekommen. Besonders Rainer Korns Lieblings-Dekor für Ostseedorsche, Wonderbread, erfordert schon einige Recherche im Internet, um an diesen absoluten Dorsch-Knaller zu gelangen. Der US-Hersteller unterhält jedoch einen eigenen Online-Shop unter www.reefrunner.com.

Einer unserer weiterer Wobbler-Favoriten zum Freihandschleppen auf Dorsch ist der Bomber Deep Long A in 12 Zentimetern. Er wiegt 14 Gramm und läuft an Geflochtener bis über acht Meter tief. Gute Dorschmuster sind der 03-GPTBRO und der 44-XMKO. Bomber-Wobbler sind im Fachhandel über die Firma Think Big zu beziehen (Stand Frühjahr 2014).

Grundsätzlich sollten Schleppwobbler auf Dorsch schwimmende Modelle sein. Das minimiert die Hängergefahr beim Aufstoppen oder wenn man wegen der Strömung nicht so genau weiß, wie viel Schleppfahrt man tatsächlich macht. Sinkende Wobbler würden dann im schlimmsten Fall nach unten fallen und sich am Grund festhaken.

Entscheidend für die optimale Schleppgeschwindigkeit ist das Laufverhalten des/der verwendeten Köder. Dafür sollte der Köder an kurzer Leine bei angepeilter Schleppfahrt neben dem Boot ins Wasser gehalten werden. Nun können wir sehr schnell sehen, ob wir zu langsam fahren: Der Wobbler schlägt kaum aus, kommt also nicht ins »Wobbeln«. Oder zu schnell: Der Wobbler rattert wie verrückt und bricht vielleicht sogar ab und an zur Seite aus. Fahren wir zu schnell für das verwendete Wobblermodell, kann der Köder sogar völlig aus dem Ruder laufen und an die Oberfläche kommen. Da fängt er natürlich eher weniger Dorsche.

Erfahrene Trollingangler haben immer ein ausrangiertes, steifes Rutenspitzenteil an Bord. Daran befindet sich ein Stück Angelschnur der selben Länge und ein Schnell-Einhänger. Da wird der Köder, der eingesetzt werden soll, fix eingehängt und neben dem Boot laufen gelassen. So kann das Köderspiel der Wobbler passend zum Tempo des Bootes blitzschnell kontrolliert werden.

Die Schleppköder müssen auch zusammen passen. Vor allem, wenn mit mehr als zwei Ruten geschleppt werden soll, sollten die verwendeten Köder ähnliche Geschwindigkeiten »vertragen« können, bei denen sie optimal laufen. Es gibt nämlich gerade unter Trollingblinkern ausgesprochene Langsamläufer, die ihr attraktivstes Spiel eben bei langsamem Fahrtempo entwickeln und bei höherer Geschwindigkeit eher die Fische verschrecken.

Abtauchen!

Wer gern auf Dorsch schleppt, ob in der Ostsee oder in Norwegen, muss keine teure Super-Ausrüstung mit Downriggern und Planerboard-Masten verwenden. Für gemütliches Dorsch-Schleppen mit zwei bis vier Ruten an Bord eines kleinen Bootes benötigen Sie stabile Rutenhalter (die beim Biss nicht gleich über Bord fliegen) und Spinnruten mit Wurfgewichten zwischen 40 und 80 Gramm; nicht zu lang, 2,40 Meter ist zum Freihandschleppen optimal.

Freihandschleppen bedeutet dabei, dass keine weiteren Hilfsmittel wie eben Downrigger eingesetzt werden. Im ursprünglichen Sinne heißt Freihandschleppen auch das Festhalten der Rute während des Fahrens. Das ist ohne Frage auch die spannendste Art des Trollings. Sie spüren

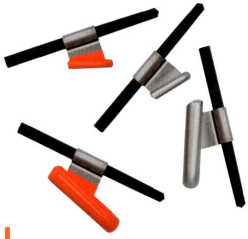

▌ *Die pfiffigen Aufsteck-Paravane von Rhino lassen sich im beliebigen Abstand vom Köder an die Schnur clippen und beim Einholen wieder leicht entfernen.*

den Biss unmittelbar im Handgelenk und können sofort reagieren. Wenn die Rute also im Rutenhalter während des Fahrens abgelegt wird, spricht man im engeren Sinne nicht mehr vom Freihandschleppen. Die Grenzen hier sind aber eher fließend und nicht in Stein gemeißelt.

So peppen viele Angler, die erst mal auf den Geschmack gekommen sind, ihre Schleppausrüstung etwas auf. Sideplaner sind beispielsweise schmale Scherbretter, an denen die Hauptschnur in Clips eingeklemmt wird. Sideplaner bringen die Köder seitwärts vom Boot aus und ermöglichen das komfortable Fischen mit mehr als zwei Schleppködern; sie laufen auf der Hauptschnur und werden während des Drills mit eingeholt.

Die Profi-Version davon sind Planerboards. Sie sind an starken Leinen befestigt und mit einem sogenannten Planerboard-Mast verbunden. Diese Alu-Masten sind meist im Bugbereich des Boots verschraubt und mit Kurbeln und Rollen ausgestattet. So lassen sich die Planerboards schnell und einfach ausfahren und einholen. Auch

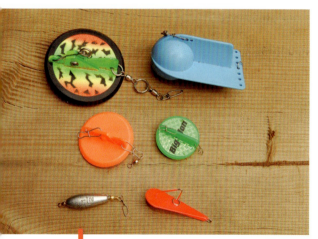

▌ *Tauchscheiben und Paravane: Oben eine große Tauchscheibe mit Auslöse-Mechanismus, rechts daneben ein schwerer Paravan, der allerdings nur für schwere Ruten oder Handleinen taugt. Mitte links: einfache Tauchscheibe, daneben eine Mini-Disk, zum Beispiel zum Fischen hinter Paravanen. Unten links: simples Vorschaltblei, rechts der beliebte Wuttke-Paravan.*

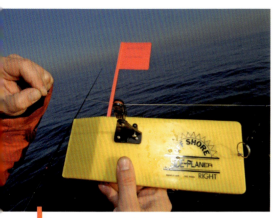

Ein meerestauglicher Sideplaner
mit Clip für die Schnur.

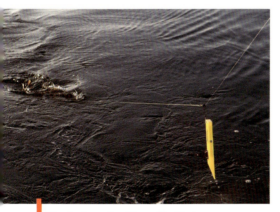

Nach dem Auslösen läuft der
Sideplaner auf der Schnur und rutscht
bis zum Vorfach hinunter.

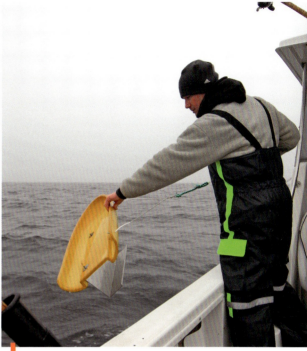

Planerboards, die mit extra Leinen und
an speziellen Mastvorrichtungen ausge-
bracht werden, haben meist schon die
Ausmaße eines kleinen Beibootes.

hier wird die Hauptschnur in einem Clip am Board fixiert. Beim Biss reißt sie heraus und man kann den Fisch ohne weitere Beeinträchtigung durchs Board drillen. Hinter Boards, also Scherbrettern, lassen sich auch tief laufende Wobbler schleppen.

Oft werden hinter den Scherbrettern allerdings Tauchscheiben geschaltet, die zum Beispiel flach laufende Wobbler oder ultraleichte Schleppblinker auf Tiefe bringen. Ohne solche Tauchscheiben kämen diese leichten Köder gar nicht erst auf Tiefe

und würden an der Oberfläche herumtaumeln. Anstelle der Scheiben werden auch gern Paravane benutzt. Das sind Metallgewichte, die speziell geformt und mit speziellen Techniken ausgestattet sind, um einerseits Köder auf Tiefe bringen zu können, andererseits später im Drill möglichst wenig zu spüren sind. Bekannte Paravane sind die Steck-Modelle von Rhino (sie werden auf die Schnur gesteckt und können beim Einholen abgenommen werden), der Wuttke- sowie der Kuusamo-Paravan. Die beiden letztgenannten verfügen über einen Drahtarm, auf dem ein Sprengring läuft. Beim Biss wird der Paravan nach unten gerissen und verliert dadurch und durchs Gewicht des Fisches seine tief tauchende Eigenschaft.

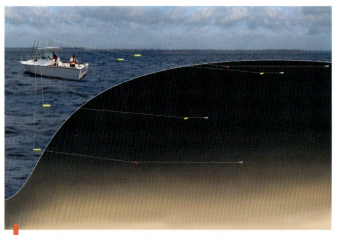

Scherbretter aller Arten bringen die Köder seitlich vom Boot weg. So lassen sich mehr Ruten zugleich fischen und eine größere Wasserfläche wird abgesucht.

großen Teil ihres Lebens in Grundnähe. Wie schon weiter oben erwähnt, muss nun nicht knallhart am Boden geschleppt werden – das führte nur zu vielen Hängern und ständigem Kraut an den Haken. Beobachten Sie ständig Ihr Echolot beim Schleppen und versuchen Sie in der Westlichen Ostsee die 10- bis 15-Meter-Linie zu halten, wenn Sie mit entsprechenden tief laufenden Ködern zugange sind. Die Fische stehen und jagen bisweilen auch deutlich flacher, vor allem im Frühjahr, von März bis Mai, und wieder im Herbst von Mitte September bis Anfang November. Sie schlagen sich dann

Grundsätzlich gilt: Wer Dorsche abschleppen will, sollte auch im Grundbereich seine Köder anbieten. Denn vor allem die Ostseedorsche verbringen einen

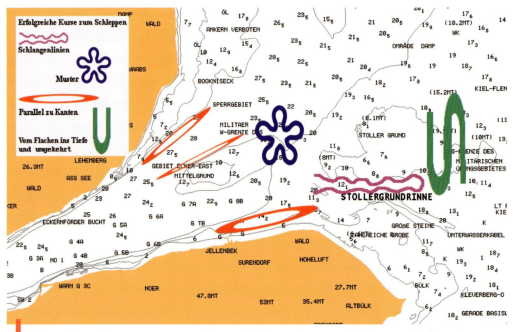

Fahren Sie nicht immer stur geradeaus. Schleppen Sie vom Flachen ins Tiefe und umgekehrt, fahren Sie Muster und passen Sie die Schlepptiefe Ihrer Köder der Wassertiefe an.

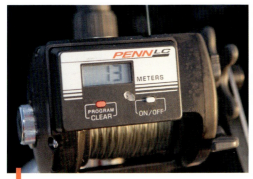

Machen das Schleppen einfacher: Multis mit Schnurzähler.

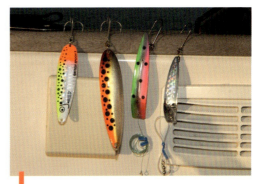

Links zwei klassische Trollingblinker; rechts die überaus fängigen Apex-Blinker aus Kunststoff. Diese Köder benötigen Tauchhilfen wie Scheiben oder Downrigger.

gern die Mägen mit Strandkrabben voll und vor allem in den frühen Morgen- und Abendstunden sind sie dann oft in Tiefen zwischen vier und acht Metern unter Land anzutreffen. Klar, dass da zehn Meter tief laufende Wobbler fehl am Platze sind. Da müssen entsprechend flacher laufende Modelle ran.

Aufrüsten oder lieber doch nicht

Hoch ausgerüstete Trollingboote, die gern auch als Igel tituliert werden (wegen der vielen Ruten, die in den Himmel ragen), haben selten Dorsche als Zielfische im

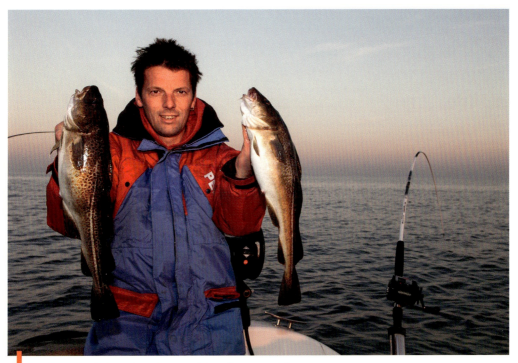

Prachtvolle Ostseedorsche, an Wobblern geschleppt.

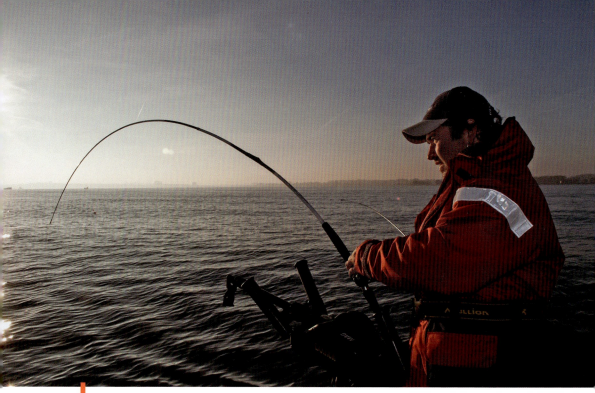

Inliner-Ruten, bei denen die Schnur innen im Blank läuft,
eignen sich besonders gut zum Schleppen.

Visier. Hier ist das »edlere« Schuppenwild im Fokus: Lachs und Meerforelle. Aber da auch professionelle Trollingangler ein Dorschfilet in der Pfanne nicht verschmähen, fischen Sie zwischendurch gern mal ein, zwei Köder tiefer am Grund, um sich ein paar der leckeren Bartelträger für die Küche zu sichern. Für den gezielten Fang von Dorschen sind Downrigger & Co. aber wirklich nicht nötig. Ein paar »richtige«

Wobbler, Spinnruten und Stationär-, besser allerdings kleine Multirollen, und schon kann der Spaß sehr effektiv losgehen.

Fahren Sie entlang der 10- bis 15-Linie, umkurven Sie Plateaus, suchen Sie Plätze, an denen sich große Steine am Grund befinden, schleppen Sie an Rinnen entlang: Irgendwo werden Sie auf Dorsche treffen – versprochen. Fahren Sie in heißen Gebieten auch mal Muster wie Kleeblätter oder Schlangenlinien. Das leichte »Freihand«-Trolling auf Dorsch macht unheimlich viel Spaß und ist sehr, sehr fängig. Probieren Sie es einfach mal aus; Sie werden erstaunt sein, wie erfolgreich diese Methode auf Dorsch ist.

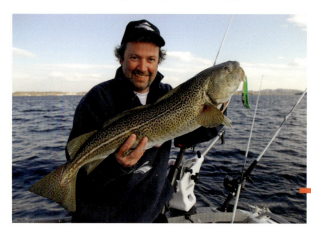

Auch in Norwegen lassen sich
Dorsche ganz prima abschleppen.

Lautlos zum Dorsch

Kajaks liegen auch bei Meeresanglern voll im Trend. Besonders so genannte Sit-on-top-Kajaks sind dabei erste Wahl der Dorschjäger. Martin Liebetanz ist Experte in Sachen Kajakangeln auf Bartelträger und verrät, worauf es dabei ankommt.

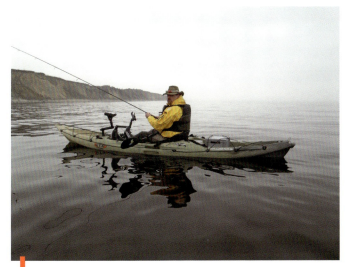

Mit dem Kajak auf Dorsch: spannend und erfolgreich.

fekt fürs Schleppen auf Dorsch. Ruhiges Wetter und wenig Wellengang vereinfachen eine solche Tour. Ein GPS-Gerät zeigt die Geschwindigkeit an und ist auch aus Sicherheitsgründen empfehlenswert. Doch der etwas unruhige Lauf, wenn mal ein Paddelschlag stärker war als der zuvor, macht das Kajakschleppen aus. Der Köder spielt abwechslungsreicher, als mit dem monotonen Tempo eines Außenborders. Zudem hat ein Kajak quasi keinen Tiefgang und bewegt sich nahezu lautlos. Daher kann auch sehr dicht am Ufer geschleppt werden, zum Beispiel in den Dämmerungsphasen morgens und abends.

Riff an Riff. An vielen Strecken der deutschen Ostseeküste reiht sich Hot Spot an Hot Spot. Die Ostseite Fehmarns oder rund um Dazendorf (bei Heiligenhafen) sind Beispiele dafür. Zu Fuß sind an einem Tag nur wenige Top-Stellen zu beangeln. Mit dem Angelkajak aber gibt es die Chance, überall dort zu fischen, wo die Flossenträger gerade an dem Tag sein könnten. Dorsche ziehen insbesondere im Herbst entlang der Küsten auf der Suche nach Fressbarem. Eine möglichst große Fläche abzufischen, ist dann ein Erfolgsfaktor.

Der Platzwechsel mit dem Auto ist mit einem Angelkajak Geschichte. Locker lassen sich an einem Tag zehn Kilometer und mehr abpaddeln. Beim normalen Paddeln ohne große Mühe werden Geschwindigkeiten um zwei Knoten erreicht. Per-

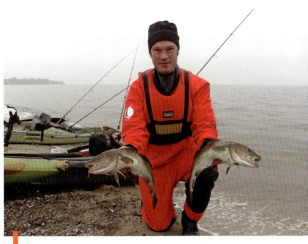

Unser Autor Martin Liebetanz mit Kajakdorschen aus der Ostsee.

Blech, Plastik & Gummi

Die Köderauswahl ist vielfältig und hängt von der Wassertiefe und dem angepeilten Fang ab. Schwimmwobbler gehen immer und sind sehr praktisch. Sie lassen sich einfach ausbringen, ohne dass sie zum Grund sinken und sich festsetzen. Auch ein Vorteil, wenn mal gestoppt werden muss. Zudem laufen sie in fast allen erdenklichen Tiefen. Genau das ist es ja, was das Kajakschleppen ausmacht. Die 12-Meter-Kante ist genauso zu befischen wie das hüfttiefe Flachwasser.

Doch trotz aller Vorzüge sind die Plastikfische mit Tauchschaufel nicht immer erste Wahl. Der symmetrische Lauf lässt die Fische manchmal kalt. Unruhig laufende Schlepplöffel, wie etwa der Apex, fangen dann besser. Auf die unterschiedlichen Tiefen werden die Köder mit runden »Drop Shot«-Bleien an einem kurzen

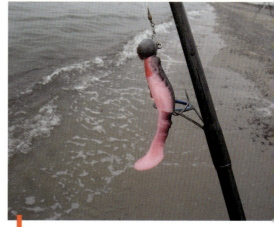

Auch Gummifische eignen sich prima: sowoh zum Jiggen als auch zum Schleppen.

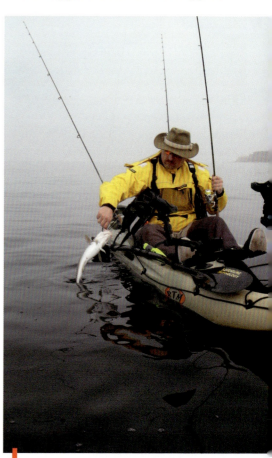

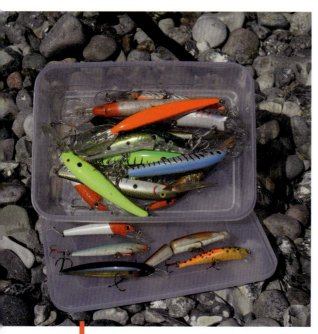

Tief tauchende Wobbler sind zum Schleppen ideal.

Da ist ja schon einer! Kein Riese, aber immerhin Dorsch!

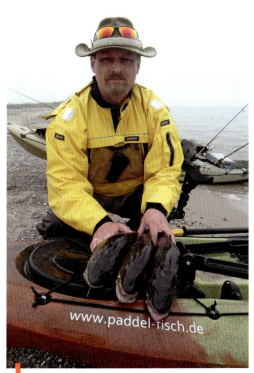

Diese Burschen können sich ja schon sehen lassen ...

Seitenarm gebracht. Die lassen sich sehr leicht wechseln und vertüddeln nicht. Gewichte zwischen 15 und 30 Gramm decken alles ab. Wenn Dorsche sich mit Krebsen die Mägen vollschlagen, sind Gummifische fast ein Muss. Auch die lassen sich schleppen. Besonders bei geringer Drift eine absolute Erfolgsmethode. Die Fahrt ist natürlich langsamer als bei Wobblern, aber es lässt sich immer noch eine große Fläche abklopfen.

Alles im Griff

Für das Trolling mit Muskelkraft sind die richtigen Rutenhalter von zentraler Bedeutung. Die eingelassenen Halter hinter dem Sitz, über die eigentlich jedes Angelkajak verfügt, erfüllen ihren Zweck. Der ständige Blick nach hinten ist aber etwas unbequem. Rutenhalter von Scotty oder Rhino sind da schon besser. Gut erreichbar müssen sie sein und keinesfalls zu weit außen. Ein strammer Dorsch

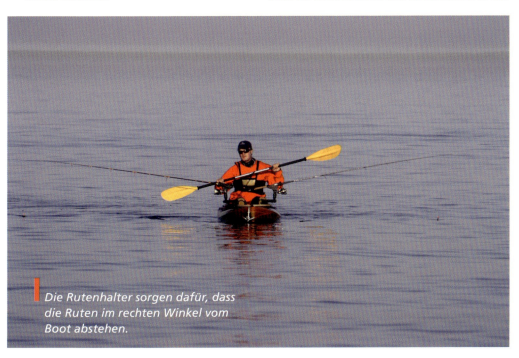

Die Rutenhalter sorgen dafür, dass die Ruten im rechten Winkel vom Boot abstehen.

macht ordentlich Druck auf den Rutengriff im Halter. Um die Rute rauszubekommen, braucht es dann Kraft und zwangsläufig lehnt sich der Körper zum Rutenhalter. Kommt dann eine Welle von der falschen Seite, kann es sonst sein, dass man sich selbst und nicht den Fisch aus dem Wasser ziehen muss. Angler sind keine Sportpaddler im ursprünglichen Sinne. Es geht bei uns nicht um Sekunden. Dennoch wollen wir bequem und effektiv vorankommen, ohne zu schnell zu ermüden. Entscheidend ist sicher die persönliche Kondition, aber auch das richtige Paddel, richtig eingesetzt, trägt zum gelungenen Erlebnis Kajakfischen bei.

Breite braucht Länge

SOT-Kajaks (sit on top – oben sitzen) sind im Vergleich zu offenen Booten recht breit. Die Länge des Paddels spielt daher wohl die größte Rolle. Das Paddel sollte insgesamt zwischen zwei und zweieinhalb Metern lang sein. Üblicherweise werden Paddel in den Längen 2,20 und 2,40 Meter angeboten. Diese Länge ist nötig, damit das Paddel nicht zu steil gehalten werden muss, um in das Wasser einzutauchen. Eine flache Paddeltechnik hat zwei große Vorteile: Es ist bequem und Kraft sparend und es läuft kein Wasser in die Ärmel. Wer kein großes Auto hat und sich das Verschnüren seines Paddels auf dem Autodach sparen möchte, dem seien zweigeteilte Paddel ans Herz gelegt.

Grundbegriffe

Die Stange in der Hand wird Schaft genannt. Die beiden Enden heißen Blatt. Hat ein Schaft zwei Blätter, also eins an jedem Ende, spricht man von einem Doppelpaddel. Die Länge eines Paddels wird inklusive der Blätter gemessen. Für Angler reichen diese Grundbegriffe fast schon aus, denn vorwärts bringt uns jedes Paddel. Ein sportlich ambitionierter Paddler hingegen wird sein Paddel genauso sorgfältig auswählen, wie das Kajak. Es gibt

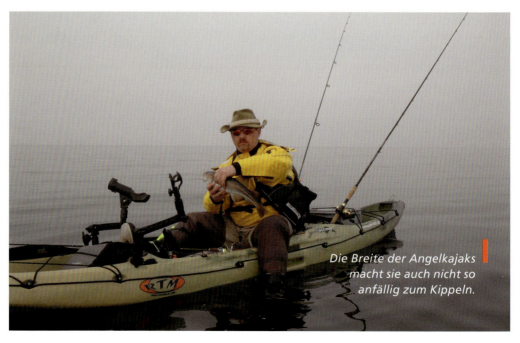

Die Breite der Angelkajaks macht sie auch nicht so anfällig zum Kippeln.

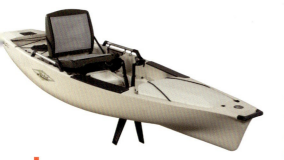

Einfache Kajaks, wie das von Rhino, gibt's schon für 600 Euro.

Einige Kajaks werden auch über Fuß-pedale angetrieben. Die Modelle von Hobie nutzen dafür den Mirage-Drive, ein spezieller Flossenantrieb.

Stellungsfragen

Zudem können Schäfte, was die Stellung der beiden Blät-ter zueinander angeht, gerade oder verdreht sein. Die meisten Zweiteiler haben Einstellmöglich-keiten. Gerade Paddel können quasi blind und ohne große Überlegung eingesetzt werden. Wer zum ersten Mal ein ver-drehtes Paddel in der Hand hält, muss ein wenig darauf achten, dass die Blätter ihre volle Wirkung erzielen. Etwas Rotation im Handgelenk ist nötig. Nach wenigen Minuten ist aber alles klar. Der große Vorteil ist, dass das Blatt, das nicht im Wasser ist, mit der Kante zum Wind steht und somit dort keinen Widerstand beim Durchziehen bietet.

also doch Unterschiede abseits der Länge. Schäfte gibt es in unterschiedlichen Mate-rialien: Aluminium, GFK mit und ohne Car-bon und reine Carbonpaddel. Die Mate-rialien bestimmen die Eigenschaften des gesamten Paddels. Aluminiumschäfte sind preisgünstig und unempfindlich. Viele Angler sind damit unterwegs. Ein Schaft aus GFK ist merkbar leichter als Alumi-nium und vor allem im Winter nicht kalt.

Da das Paddel je nach zurückgelegter Stre-cke mehrere Hunderte Male angehoben wird, ist das Gewicht nicht unerheblich. Reine Carbonpaddel sind extrem leicht, meist aber recht teuer und sehr steif. Für Tourenfahrten ist etwas Flexibilität jedoch von Vorteil. Neben allen Fakten spielt der persönliche Geschmack bei der Material-wahl auch eine wichtige Rolle.

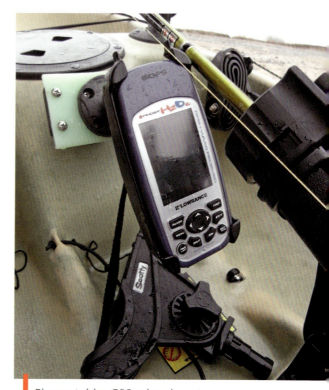

Ein portables GPS oder ein ent-sprechend ausgestattetes Smartphone oder Tablet erleichtert die Navigation.

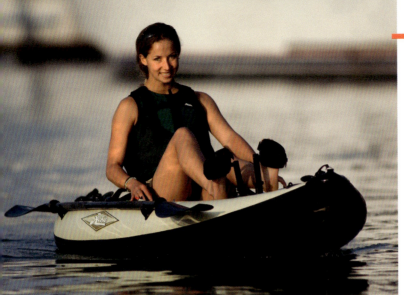

Es gibt sogar aufblasbare Kajaks, von denen geangelt werden kann.

Klamotten fürs Kajak

Der Trend des Kajakangelns ist aus wärmeren Gefilden wie Australien und Florida nach Deutschland geschwappt. Kleidung dient dort dem Sonnenschutz. Wer ins Wasser fällt, hält Ausschau nach Haien und genießt die Abkühlung. Bei uns hat der größte Feind keine scharfen Zähne, doch ist mindestens genauso tödlich – die Kälte. Doch keine Angst. Selbst wenn ein Trockenanzug die sicherste Bekleidung ist, muss nicht unbedingt einer angeschafft werden. Mit ein paar Tricks und Extra-Klamotten ist die schon vorhandene Wathose ein wichtiger Bestandteil.

Durchziehen ist genau genommen aber falsch, denn das Paddel wird nicht durch das Wasser gezogen, sondern es schiebt das Kajak an sich vorbei. Wie gut das gelingt, hängt auch von der Form der Blätter ab. Lange Paddel für längere Strecken haben meist auch lange Blätter. Das erhöht den Vortrieb. Die Form der Blätter kann symmetrisch oder asymmetrisch sein. Asymmetrische Blätter tauchen sauberer in das Wasser ein und erzeugen wenig Strudel und sind somit effektiver. Der Fahrer muss lediglich das Paddel richtig herum halten.

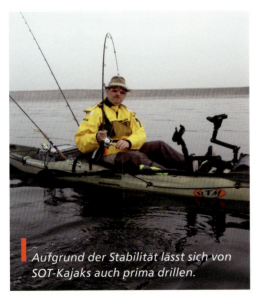

Aufgrund der Stabilität lässt sich von SOT-Kajaks auch prima drillen.

Nicht vollaufen lassen

Dieser Ratschlag, den viele schon mal von der Ehefrau gehört haben, gilt auch für das Fischen von Booten. Insbesondere gilt das natürlich für das Kajakfischen, denn Mitfahrer gibt es selten und im Fall der Fälle muss eigenständig zurück auf den Kunststoffkahn geklettert werden. Damit die Wathose von innen trocken bleibt, muss also verhindert werden, dass Wasser von oben rein läuft. Watangler behelfen sich mit einem Bauchgurt.

Klar kann man dass auch auf dem Kajak machen, gerade im Sommer, doch der Watangler ist bei kälteren Temperaturen in wenigen Sekunden am Ufer und im Auto. Der Angler auf dem Kajak hingegen braucht je nach Entfernung, Wind und vor allem Zeit zum erneuten Erklettern des Bootes wesentlich länger. Also doch besser trocken bleiben!

Spezielle Trockenjacken, die es vor allem im Segelbereich, zum Beispiel über Marinepool gibt, über der Wathose sind dabei die beste Wahl. Diese sind aus wasserundurchlässigem Material. Die Bündchen an den Armen und in der Taille bestehen aus mehreren Lagen Latex und oft zusätzlichem Neopren. Der Einlaufschutz am Handgelenk verhindert auch, dass beim Paddeln Tropfen in den Ärmel laufen. Das wäre zwar nicht gefährlich, aber lästig allemal. Diese speziellen

Bündchen gibt es auch am Halsausschnitt. Da scheiden sich jedoch die Geister, denn natürlich sitzen die Latex-Lappen eng an und können als störend empfunden werden. Neoprenhälse sind eine Alternative, die nicht hundertprozentig trocken halten, aber das Schlimmste verhindern. In Kombination mit einem Bauchgurt fast ganz sicher und dennoch komfortabel. Wer ein bisschen Latex mehr jedoch ertragen und tragen kann, dem sei dies angeraten.

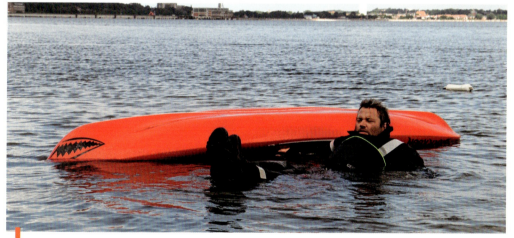

Uuups, das ging daneben! Trockenanzüge sind mit Abstand die sichersten Klamotten, die Sie beim Kajakfahren tragen können. Sie kosten zwischen 300 und 1.300 Euro – je nach Ausführung und Qualität.

Undurchdringliche Anzüge

Ganz trocken und sicher sind, wie der Name schon sagt, Trockenanzüge. Es gibt Modelle, mit denen kann man ganz Norwegen umschwimmen, ohne dass ein Tröpfchen Salzwasser an die Haut kommt (www.ursuit.com). Im Notfall rettet er das Leben und ist deshalb eine gute Investition. Trockenanzüge aus dem Segelsport oder auch spezielle für das Kajak haben eine Verstärkung und die wärmste Fütterung am Gesäß (übrigens in diesem Fall ein Nachteil bei den Wathosen, dass diese

die wärmste Stelle an den Waden haben). Egal welches Modell es wird, es sollte angeschweißte Füßlinge haben. Viele Hosen kommen aus dem Bereich der Kajaks, in denen gesessen wird. Beim Einstieg bleiben da meist die Füße trocken und ihre Kapitäne tragen normales Schuhwerk. Über den Füßlingen haben sich Gummiclocks bewährt, wie sie normal für den Garten erhältlich sind. Sie saugen sich nicht voll, rutschen nicht und nehmen im Kajak wenig Platz ein. Zudem sind sie sehr günstig zu haben.

Paddeln mit Pfiff

Hier ein paar Techniken für Einsteiger vom Kajakexperten Martin Liebetanz, aber auch für erfahrene Kajakfahrer, die sich verbessern wollen.

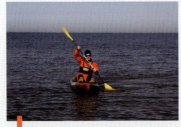

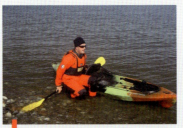

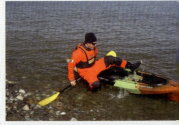

Mit ein wenig Technik und Übung fällt auch stunden-langes Paddeln leicht.

Mit der Paddelbrücke wird das Kajak beim Ein- und Aussteiger stabilisiert. Besonders wichtig ist dies bei rutschigem Grund oder wenn es gleich tief wird. Sogar von Stegen und Mauern lässt sich so bequem an und von Bord kommen. Das Paddel muss zur Landseite länger sein als zur Seeseite, damit die gewünschte Stabilität erzeugt wird.

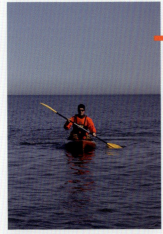

Geradeaus soll es möglichst bequem und effektiv gehen. Dabei hilft eine flache Paddelstellung. Jedoch sollten die Blätter auch nicht zu weit vom Boot ent-fernt eintauchen. Je dichter, desto gera-der läuft das Kajak. Bei Zweier-Kajaks sollte im Gleichtakt gepaddelt werden.

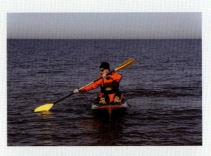

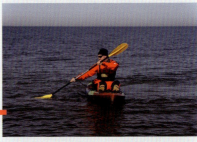

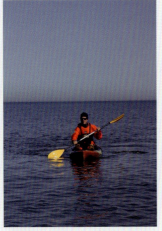

Mit einem Bogenschlag dreht das Kajak auf der Stelle. Das Paddel wird seitlich weit ausgestellt und dann in einem Viertel Kreis Richtung Heck gezogen. Das Blatt ist dabei voll im Wasser. Der Bogenschlag ist auch nach vorne möglich.

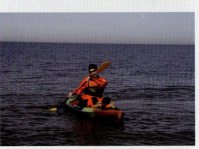

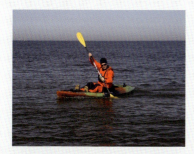

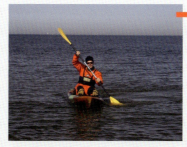

Zum Bremsen aus voller Fahrt wird das Paddel nach vorne geführt und dann tief ins Wasser gesteckt. Die gesamte Blattfläche wirkt nun als Bremse. Das Boot dreht leicht und steht schon nach ganz wenigen Metern.

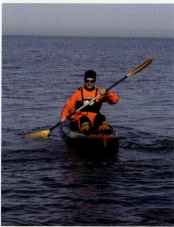

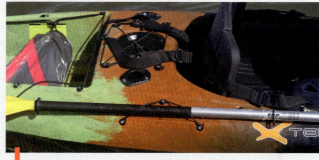

Mit einem Griff aus der Hand und verstaut: Paddel- halter mit Gummileine sind nicht ohne Grund üblich.

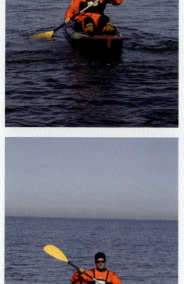

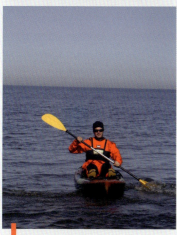

Zweiteiler mit Sicherung: In der Mitte geteilt und mit einer Leine versehen – praktisch und sicher.

Asymmetrische Paddel ver- hindern hinderliche Strudel.

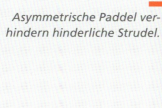

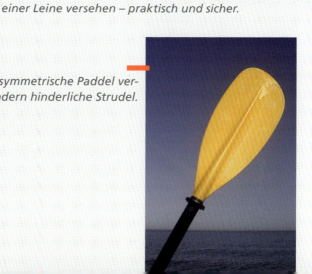

Das Paddelblatt wird kurz hinter dem Körper tief ins Wasser eingetaucht und nach vorne geschoben. So fährt das Kajak rückwärts. Auch hierbei sollte das Blatt in Rumpfnähe sein, damit das Kajak nicht rotiert.

Auf Fischzug im Gummireifen

Die so genannten Belly Boats (zu deutsch Bauchboote) werden übrigens Belli mit kurzem L gesprochen. Viele nennen es Baylie-Boot, vielleicht haben sie zu viel süßen Sahne-Whisky-Likör getrunken ;-) Also, bitte, jetzt alle: Bellllly Boat – Danke! Im Gegensatz zum Kajak steckt der Angler zur Hälfte im Wasser und paddelt mit großen Flossen an den Füßen. Deswegen sind Belly-Boats auf der Ostsee top, in Gewässern mit Haien oder Krokodilen eher nicht ... Die haben wir aber zum Glück in unseren Dorschgewässern nicht und können dort also beruhigt auf Fischfang gehen.

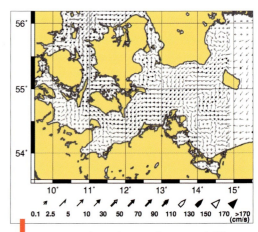

Beim BSH (Bundesamt für Seeschiff-fahrt und Hydrographie) gibt's online kostenlose Karten mit Strömungsvorausberechnungen. Hilfreich und eine echte Lebensversicherung!

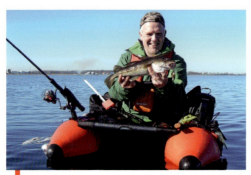

Belly-Boats sind handliche, praktische Mini-Schlauchboote, die sich fürs küstennahe Dorschangeln perfekt eignen.

Trotzdem sollte sich jeder BB-Fahrer bewusst darüber sein, dass ein BB kein Dampfer ist. Durch den niedrigen Kopfpunkt ist ein BB-Fahrer prinzipiell schwer für andere Boot- und Schifflenker zu erkennen. Deswegen gilt der absolute Grundsatz beim BB-Fahren, sich ausschließlich im Küstenbereich aufzuhalten. An den passenden Dorschstränden lassen sich meist schon 300 Meter vom Ufer weg selbst tagsüber herrlich Dorsche jagen. Haben Sie eine Wassertiefe von sechs Metern erreicht, lohnt das Angeln in vielen Fällen. Keinesfalls sollten Sie sich mehr als 500 Meter vom Ufer entfernen. Abgesehen vom Bootsverkehr können dann tückische und kräftige Strömungen noch den stärksten Flossenpaddler aufs offene Meer treiben. Im Internet unter www.bsh.de gibt's Strömungsvorausberechungen, die für den BB-Fahrer von elementarer Bedeutung sind! Sie zeigen uns, in welche Richtungen und wie stark die Strömungen aktuell und am nächsten Tag laufen.

Auch die Windvorhersage ist zu beachten. Auflandiger Wind fischt im BB am besten. Denn im Falle des Schlappmachens treibt uns dieser Wind dann ans Land. Untrainierten Anglern, die mit dem BB los wollen, sei ein wenig Ausdauer- und Krafttraining für die Beine empfohlen. Denn das stundenlange Paddeln, eventuell noch gegen Wind und Strömung kann einen Ungeübten schnell an seine Leistungsgrenze bringen. Führen Sie immer eine Kopflampe bei sich – ein BB gilt als Wasserfahrzeug und muss mit einer solchen Leuchte ausgestattet sein. Rainer Korn wurde in seinem BB schon von der Wasserschutz vor Katharinenhof auf Fehmarn kontrolliert!

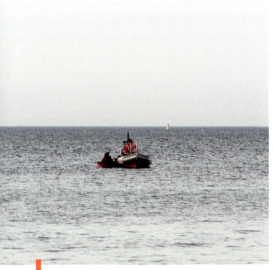

Kontrolle eines Belly-Boats durch die Wasserschutzpolizei südlich Kiels.

Dorsch, ahoi!

Das Angeln auf Dorsch mit dem Belly-Boat ist übrigens ungeheuer erfolgreich. Es kann extrem leicht und gefühlvoll gefischt werden und Sie können im richtigen Gebiet zur richtigen Zeit in vier Stunden mehr und bessere Dorsche fangen als so manches Mal vom Kutter oder Kleinboot! Fischen Sie so leicht wie möglich mit einer kurzen Rute (1,80–2,00 Meter, Wurfgewicht bis 30 Gramm). Am besten mit einer kleinen Baitcaster-Multi. Die hat den Vorteil, dass sie beim Angeln nach oben zeigt. Eine Stationärrolle hängt unter der Rute und ist oft hinderlich, weil sie gegen das BB schlägt, wenn sie zu tief gehalten wird. Eine Baitcaster ist da viel praktischer.

Eine Geflochtene, 0,12 Millimeter dünn, und eine Fluorocarbonvorfach in 0,30 Millimeter, dazu einen Einhänger und fertig. Als Köder sind Jigköpfe zwischen 10 und 30 Gramm optimal, dazu Gummifische und Twister zwischen 5 und 12 Zentimetern. Sehr fängig: die so genannten Creature Baits, Kreaturenköder, die kleine Krabbeltiere imitieren und auf die Dorsche total abfahren. Genau wie auf kleine Nachbildungen von Fröschen und Kröten, die sie für Krebse halten. Fischen Sie aus dem Handgelenk, ohne ausholende Pilkbewegungen. Oft nehmen Dorsche auch Köder, die still am Grund liegen und die sie vorher in Aktion gesehen haben. Also, dem Köder ruhig mal eine kleine Atempause am Grund gönnen.

Um Dorsch sicher zu landen, ist ein Boga-Grip (Lippengreifer) die beste Wahl. Er ist klein, handlich und sicher. Ein Kescher ist zu groß, außerdem verfängt er sich gern an irgendwelchen Schnallen des Bootes und die Haken in ihm!

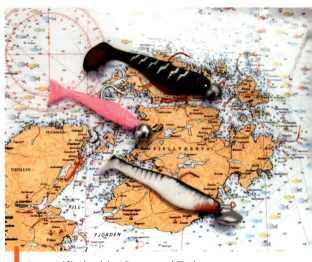

Gummifische bis 12 cm und Twister an Jigköpfen bis 30 Gramm sind optimal fürs Belly-Boaten auf Dorsch.

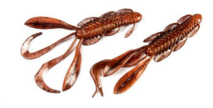

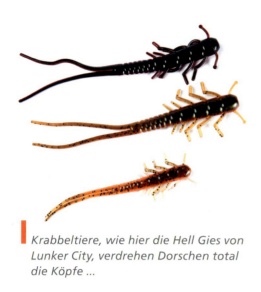

Alle Arten von Krebs-Imitationen sind ober fängig auf Küstendorsche.

Krabbeltiere, wie hier die Hell Gies von Lunker City, verdrehen Dorschen total die Köpfe ...

Selbst mit der Fliegenrute und einer Sinkschnur lassen sich in Tiefen bis 10 Meter sehr erfolgreich Dorsche mit dem Streamer fangen. Und immer wieder zwischendurch mal einen Blinker durchs Oberflächenwasser ziehen, denn diese Region ist auch Jagdgebiet der edlen Meerforelle.

Planken-Dorsche: Klasse vom Kutter

Viele Angler haben ihre ersten Angelerlebnisse auf dem Meer auf einer Kuttertour auf der Ostsee genossen. Vor 20 Jahren gab es noch eine große Flotte auf der Ostsee; das Gelbe Riff in der Nordsee vor Dänemark schrieb Geschichte. Angler aus ganz Europa reisten zu den Häfen, von denen die Kutter täglich, wenn das Wetter passte, den Kurs Dorsch ansteuerten.

Einige dieser Kutter fahren auch heutzutage noch raus aufs Meer und wir sind immer noch gern mit an Bord. Klar sind die Angelmethoden deutlich verfeinert worden, auch das Gerät wesentlich filigraner, viele seetüchtige Kleinboote sind mittlerweile unterwegs, aber mit so unterschiedlichen Anglern einen Tag mit dem Kutter aufs Meer: Das bringt Laune und ist einfach Kult! Im Folgenden eine kleine Übersicht mit Wissenswertem.

An- und Abdrift

Ein Klassiker für einen gelungenen Fangerfolg auf dem Kutter ist die Driftrichtung des Bootes. Drücken Wind, Welle und Strom auf eine Seite des Schiffs, pustet es erst mal ordentlich und das Schiff bewegt sich vom Köder weg: Das nennt man Abdrift; man fischt auf der Luv-Seite. Auf der Lee-Seite ist es meistens wesentlich windgeschützter und der Kutter wird durch Welle, Wind und Strom

Traumhafte Winterstimmung kurz vor dem Auslaufen des Angelkutters.

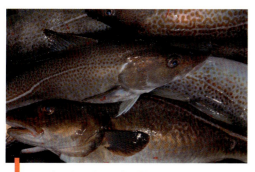

Hat der Kapitän des Kutters einen Dorschschwarm ausgemacht, können in kurzer Zeit oft sehr schnell ein paar schöne Fische in der Kiste landen.

über den Köder geschoben. Dabei gelangt der Köder unters Boot: Das nennt man Andrift. Je nach Driftbewegung des , Schiffes sollten die Köder unterschiedlich angeboten werden.

In der Regel legt der Kapitän auf deutschen Kuttern bei jedem Stopp das Boot gegen die vorherige Driftrichtung in die Welle. Das heißt kurz und knapp: einmal Andrift, beim zweiten Mal Abdrift. Jetzt gibt es immer die ganz Cleveren, die mit einem viel zu schweren Pilker fischen, der

immer direkt vorm Kutter auf dem Grund herumtrümmert. Eventuell wird dabei ein Dorsch erschlagen oder gerissen, mehr aber auch nicht.

Je nach Drift des Kutters ist mit dem Köder zu arbeiten. Das Gewicht sollte immer so gewählt werden, dass gerade noch Grundkontakt gehalten werden kann. Das bedeutet in der Praxis oft, bei An- oder Abdrift unterschiedliche Gewichte einzusetzen. Dabei wird in der Andrift der Köder möglichst weit ausgeworfen, immer mit einem vorherigen Sicherheitsblick über die Schulter, um keine Kollegen zu verletzen!

Ist der Köder am Grund angekommen, wird je nach Driftgeschwindigkeit des Kutters zupfend Schnur aufgenommen. Dabei taumelt im Optimalfall der Köder knapp über Grund Richtung Kutter. Wenn der Schnurwinkel schräg unter das Boot zeigt, ist es Zeit einzukurbeln und erneut auszuwerfen. Oft beißen Dorsche kurz nach dem Auswerfen und Absacken.

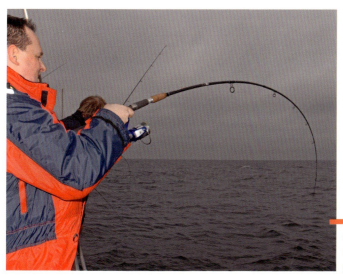

In der Abdrift kann der Köder direkt am Boot in die Fluten geschickt werden, ein Klassiker für den so genannten Stoppdorsch auf dem Echolot des Kapitäns. Meist trudelt der Köder dann nach zwei bis drei Zupfbewegungen mit der Angel vom Grund weg. In dem Fall wird Schnur von der Rolle freigegeben und

Rute krumm, Spaß garantiert, dieser Kutterangler hat einen guten Dorsch im Drill.

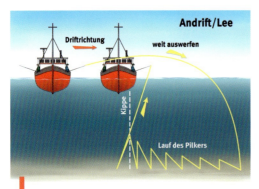

Andrift/Lee

Driftrichtung

weit auswerfen

Kippe

Lauf des Pilkers

Beim Fischen in der Andrift (Lee) bewegt sich das Boot auf den Köder zu: Es sollte möglichst weit geworfen werden.

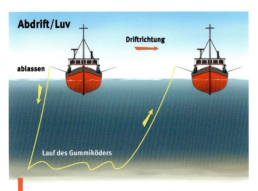

Abdrift/Luv

Driftrichtung

ablassen

Lauf des Gummiköders

Beim Angeln in der Abdrift (Luv) bewegt sich das Schiff vom Köder weg – der Köder kann an der Bordwand abgelassen werden.

der Köder wieder bis zum Grund geschickt. Dann gilt: ein-, zwei- oder auch dreimal zupfen und wieder Schnur bis zum Grund lassen. Nach einigen Malen Schnur geben ist der Köder oft zu weit hinter dem Kutter und kann wegen des flachen Winkels zur Rute nicht mehr verführerisch Dorsche zum Anbiss locken. In dem Fall einkurbeln und wieder vor dem Boot herunterlassen.

Von Bug bis Heck

Die meisten Kutter sind in der Regel um die 25 Meter Lang. Das würde bei voller Besetzung auf jeder Seite etwa 20 Ang-

lern Platz bieten, Dorsche an die Haken zu bekommen. Die besten Plätze liegen, wenn wir uns den Kutter mal über den Dorschen vorstellen, in Bug und Heck, denn da kann auch zur Seite gearbeitet werden, während es mittschiffs nur gerade raus geht, ansonsten gibt es Tüddel mit den Nachbarn. Wir können uns noch an Zeiten erinnern, wo Angler schon einen Abend vorher angereist sind, um die guten Plätze in Bug und Heck zu besetzen. Heute geht das in der Regel einfacher. Bei der Anmeldung zur Kuttertour können die heißen Plätze, wenn noch frei, reserviert werden. Wer allerdings erst einen Abend vorher Plätze anmeldet, wird mit Sicherheit in der Mitte des Kutters seine Angel an die Reling binden.

Durch die bananenähnliche Form eines Kutters und die Tatsache, dass Bug und Heck zusätzlich oft noch »einen Stock« höher liegen, ist bei Seegang an den heißen Plätzen an Bug und Heck neben Dorsche pumpen oft auch Beinarbeit durch das Schwanken des Kutters angesagt. Wer das üble Los gezogen hat,

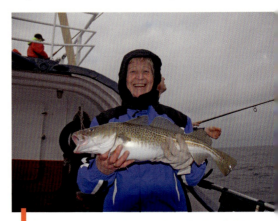

Kutterangler in Bug und Heck des Schiffes haben zumindest im Wasser mehr Platz, mit dem Köder Fläche abzugrasen. Mittschiffs geht's aber auch oft sehr gut und es ist bei Seegang wesentlich ruhiger.

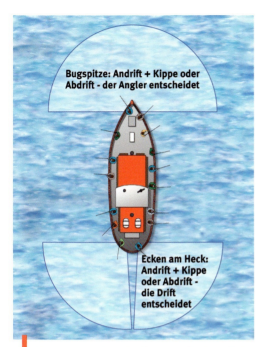

Bugspitze: Andrift + Kippe oder
Abdrift - der Angler entscheidet

Ecken am Heck:
Andrift + Kippe
oder Abdrift -
die Drift
entscheidet

▌Die Bug- und Heckplätze sind die erfolg-
verprechendsten Plätze.

seekrank zu werden, sollte bei Seegang vorsichtshalber ein entsprechendes Medikament einnehmen, um nicht schon nach der Hafenausfahrt grün anzulaufen. Auch ein Platz in der Mitte des Kutters ist dann ratsam. Es gibt mittlerweile in jeder Apotheke rezeptfrei verschiedene Präparate, um das Übel zu bekämpfen. Die meisten müssen allerdings ein paar Stunden vor der Kuttertour eingenommen werden. Schlafen Sie ausreichend vor einer Kuttertour, meiden Sie am Abend vorher Alkohol und fettreiche Nahrung, wenn Sie Probleme mit schwankenden Planken haben ...

Punkten mit Pilk

In dem Kapitel »Köder-Knigge« sind schon viele interessante und praktische Tipps und Tricks erwähnt worden, um mit dem legendären Eisen auf Dorsche zu angeln. Nun folgen noch einige Specials, die

gerade auf dem Kutter für Kontakt sorgen. Ein ganz einfacher Tipp dabei: Immer auf die Nachbarn achten. Wenn deren Ruten deutlich häufiger krumm sind, liegt das bestimmt auch mit an Farbe, Form und Gewicht eines erfolgreichen Pilkers.

In der Ostsee sind Dorsche meist in Grundnähe unterwegs, um Krebse und kleine Grundfische zu fressen. Da kommen leichte Jigs mit kleinen roten, orangen und schwarzen Twistern als Beifänger über dem Pilker voll an. Dabei sollten wir

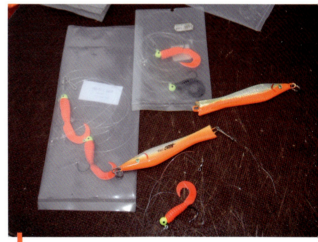

▌In der Ostsee werden viele Dorsche
auf die maximal zwei Beifänger über
dem Pilker gefangen. In der Abdrift
bei Strom reicht oft nur das Halten der
Köder über dem Grund für Bisse.

es bei maximal zwei zusätzlichen Anbissstellen belassen. Insbesondere bei hindernisreichem Grund ist es sinnvoll, ohne Drilling am Pilker zu fischen. Der Pilker wird damit weitgehend hängerfrei über den Grund gezupft und lässt den rund 50 Zentimeter darüber an einer kurzen Mundschnur geschalteten Beifänger als leckeren Happen für einen Kutterdorsch tanzen. Die Variante, ohne Drilling am Pilker, lässt sich auch hervorragend in der Abdrift fischen. Bei genügend Drift reicht oft ein Halten des Pilkers am Grund aus, um mit dem Beifänger abzuräumen.

Auf der Nordsee sind meistens schwerere Pilker angesagt. Bei Kuttertouren zum Gelben oder Weißen Riff vor der dänischen Nordseeküste kommen schon mal Pilker bis 400 Gramm zum Einsatz. Um die schnell in die heiße Zone zu bringen, sind kopflastige und schmale Eisen im Vorteil. Ohne Beifänger sind Pilker schneller auf dem Weg zum Dorsch in die Tiefe unterwegs und bieten bei stärkerer Drift nicht so viel Angriffsfläche.

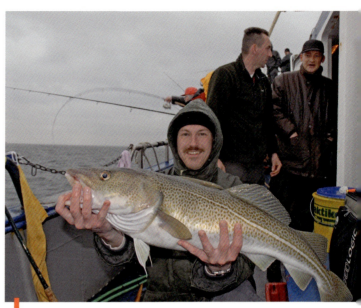

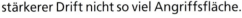
Bei einer Kuttertour sollten immer ein paar Gummiköder mit in der Angeltasche sein. Gerade an ruhigeren Tagen sind langsam geführte Gummis Pilkern überlegen.

Nie ohne Gummi

Es gibt mittlerweile wohl kaum einen Köder, der so stark boomt wie Twister, Gummifisch und andere weiche Kreaturen. Auch auf den Kuttern sind Gummis im Trend und sorgen für krumme Ruten und feiste Dorsche. Vor allem an ruhigeren Tagen mit gemächlicher Drift sind Gummis Pilkern oft im Fangergebnis überlegen. Denn gerade argwöhnische Räuber, die einem schneller geführten Eisen widerstehen, fallen auf das gemächliche und verführerische Köderspiel eines Gummis herein.

Ach, ja, da sind ja noch die sogenannten »Schwanzlutscher-Syndrom-Tage«. Damit sind Tage gemeint, an denen die Dorsche das Gummi nur ganz oben am Ende kurz attackieren und somit nicht zu haken sind. Zwei kleine Tricks helfen da oft, um doch

noch mit Gummi Dorsche auf die Planken zu schicken. Erste Variante: Wir drehen im Fall eines Schwanzlutschers schneller ein, damit heißt es für den Dorsch »Attacke, sonst Beute weg«, was oft zum richtigen Biss führt.

Zweite Variante: Wir öffnen den Bügel, geben Schur frei und lassen das Gummi zum Grund taumeln. Dabei nehmen die Dorsche den Köder oft nach einer kurzen Ruhephase beim Wiederanzupfen. Geht es mit dem Kutter auf Großdorsch in die Nordsee vor der dänischen Küste, sind auch große Gummis gut für gewichtige Räuber. Damit machen wir zwar nicht so viel Strecke wie beim Pilken, fangen aber deutlich größere Fische. Bei oft starker Drift sind schwere Jigköpfe angesagt, um das Gummi auf Tiefe zu bringen. Mehr über Gummiköder gibt es auch im Kapitel Köder-Knigge zu lesen.

Bitte mit Buttlöffel

Mittlerweile hat dieses eigens geformte Gewicht selbst im süßen Nass Einzug gefunden. So ist es auch kein großes Wunder, in der Ostsee vom Kutter aus mit Buttlöffel gezielt auf Dorsch zu angeln. Wobei die Methode im Gegensatz zum Plattfischangeln variabler ist, denn Dorsche gehen auch deutlich über Grund noch an das hinter dem Buttlöffel angebotene extrem kurze Nachläufersystem.

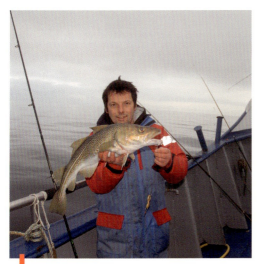

❙ Mit dem Buttlöffel sind vom Kutter auch immer wieder schöne Dorsche zu fangen. Gerade an den Tagen mit »Ententeich-Wetter« sind die Löffel top.

Besonders an Tagen mit wenig Drift sind Buttlöffel oft ein Garant für ein paar fette Kutterdorsche. Voraussetzung sind natürliche Düfte hinter dem Eisen. Ein paar Watt- oder Seeringelwürmer sowie Heringsfetzen an kräftigen 1/0er-Haken bringen die marmorierten Räuber zum Anbiss. Langsames Einkurbeln sorgt dabei für eine hohe Trefferquote. Beim gezielten Angeln auf Dorsch können Buttlöffel in roten, gelben oder orangen Farben zwischen 60 und 125 Gramm Vorteile verschaffen.

Teufel in der Trickkiste

Okay, da sind ja noch die Sch...-Tage, an denen Dorsch & Co. scheinbar gänzlich der Appetit versagt ist. Nun müssen Kutterangler nicht gleich verzweifeln,

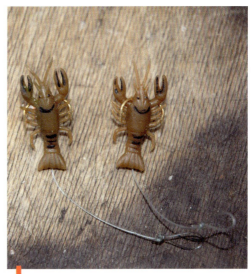

❙ An Tagen, an denen die Dorsche scheinbar am Fasten sind, sollten kleine Köder hinter dem Pilker angeboten werden.

denn auch unter solchen Bedingungen gibt die Trickkiste einiges her. Klein und fein ist dabei angesagt. Gerade wenn die marmorierten Ostseejäger vollgefressen am Grund abhängen, geht so ein kleines Leckerli doch immer noch rein. Fast genau wie bei uns Anglern, voll hingestreckt auf dem Sofa, Angelfilm läuft, ist der Griff in die Chips- oder Erdnusstüte doch noch immer möglich und machbar.

Im Hinblick auf den Kutter laufen da kleine Nachläufer kurz hinter dem Pilker ohne Drilling, am besten in Minikrebs-format oder Dorschfliegen in Rot und Schwarz. Wichtig ist das ganz gemächliche Führen der Miniköder, denn dann werden auch noch vollgefressene Dorsche heiß.

Geräte-Check

Im Grunde genommen reichen zwei verschiedene Pilkkombis für das Angeln auf dem Kutter aus. Angeln wir wegen Strom, Drift und Tiefe in der Nordsee oder dem Nordatlantik mit schweren Pilkern und Jigs, empfiehlt sich eine robuste Bootsrute mit sensibler Spitze um die 2,5 Meter Länge und einem Wurfgewicht bis 300 Gramm. Eine 6000er bis 7000er Stationäre oder eine mittelgroße Multirolle mit 0,15 bis 0,20er geflochtener Schnur runden das rustikale Pilkbesteck ab.

Für das leichtere Pilken vom Kutter auf der Ostsee können sehr gut kräftige Spinnruten oder leichte Pilkruten mit Längen um die drei Meter und Wurfgewichten bis 100 Gramm eingesetzt werden. Kleine Multi- oder 4000er bis 5000er Stationärrollen inklusive einer guten Bremseinstellung und 0,10er bis 0,15er geflochtener Schnur garantieren direkten Kontakt und einen heißen Drill mit der begehrten Beute. Ein zwei Meter langes Stück 0,40er Monofil sollte beim Kutterangeln vorgeschaltet werden, um kleinere Dorsche daran an Bord heben zu können. Die Geflochtene sollte dafür nicht benutzt werden, da sie in die Haut einschneiden kann. Zusätzlich sind Maßband, Arbeitsmesser, Betäubungsschläger sowie ein Filetiermesser hilfreich.

In der Ostsee kann mit wesentlich leichterem Angelgerät als in Nordsee und dem Nordatlantik vom Kutter aus auf Dorsch geangelt werden.

Küstenkämpfer: Ab in die Brandung

Im Herbst und Frühjahr sind viele Angler mit der Brandungsrute unterwegs. Oft herrscht reges Treiben an der Küste. Von Einzelanglern über Vereinstreffen bis zu Großveranstaltungen ist es am Wochenende gar nicht so einfach, sein Dreibein an bekannten Plätzen aufzustellen.

Dabei gibt es noch eine ganze Reihe guter Strände, die nicht so bekannt sind und wo man beim Brandungsansitz sogar mal ganz alleine seine Montage in die Fluten schickt. Um solche Strände zu finden, lohnt sich ein Besuch am Tage. Bei klarem Wasser ist die Struktur unter Wasser nämlich schnell zu erkennen. Dabei sehen wir Tang, Muscheln, Steine und Kraut dunkel, während Sand sich deutlich heller absetzt. Auch die Kante zum tieferen Wasser zeichnet sich durchgehend dunkel ab. Mixen wir diese drei Komponenten zusammen, haben wir einen 1a-Dorschstrand gefunden, an dem wir abends unsere Brandungsruten auswerfen können.

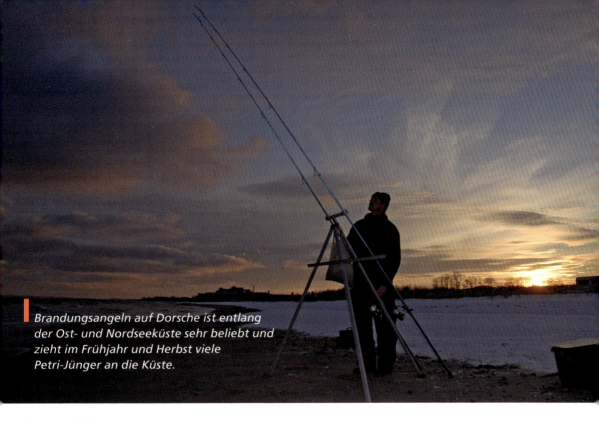

Immer Saison

Mit der Brandungsrute geht das gesamte
Jahr über was in Sachen Dorsch. Besonders
vielversprechend sind die Frühjahrs- und
Herbstmonate. Ausschlaggebend dafür ist
die Wassertemperatur. Während sich im
Frühjahr das Wasser erwärmt, wird es zum
Herbst hin kühler. Beides führt bei den
Dorschen oft zu wahren »Fressorgien«!
Dazu ziehen die gierigen Räuber in fla-
cheres Wasser dicht unter Land.

Wenn ein Schwarm Dorsche strand-
nah vorbei schwimmt, sind meist gleich
beide Ruten krumm und man kommt mit
dem Nachködern gar nicht mehr schnell
genug hinterher. Zwei bis drei zusätzlich
beköderte Systeme, am Dreibein aufge-
hängt, verschaffen Abhilfe und können
schnell eingetauscht werden.

Fällt das Thermometer schon im Dezem-
ber in den Keller mit langen Frostper-
ioden, ziehen sich Dorsche in tieferes
Wasser zurück. Daher ist das Brandungsangeln in einem kalten Winter schwierig,

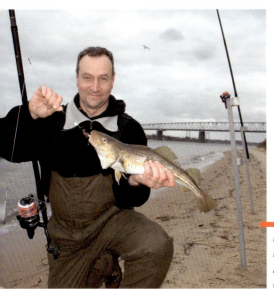

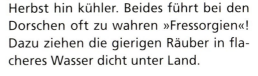

*Dorsche sind das gesamte Jahr über vom Strand
mit der Brandungsangel zu fangen. Die besten
Zeiten liegen im Herbst und Frühjahr
oder milden Wintermonaten.*

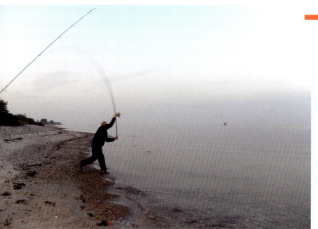

Bei ganz ruhigem Wasser sind die Dorsche tagsüber mit weiten Würfen zu erreichen, während sie in der Dämmerung und Dunkelheit sehr dicht ans Ufer auf Beutezug schwimmen.

Untergrund nämlich aufgewühlt, was ein hohes Nahrungsangebot für die Fische mit sich zieht. Da sind die Dorsche natürlich auch nicht weit und fressen sich oft in der ersten tiefen Rinne die Plauze voll. Drückt der Wind von der Seite, haben wir ebenfalls gute Bedingungen, Dorsche in der Brandung zu fangen.

Mit ablandigen Winden, dabei weht der Wind vom Land aufs Meer, wird das Wasser vom Strand oft weggedrückt. Damit ist es an vielen Strandabschnitten möglich, von der ersten Sandbank aus zu fischen. Im Hellen sind dann weite Würfe ab 80 Meter angesagt, während ab der Dämmerung Dorschtrupps auf Beutezug oft nur 30 Meter vor unseren Füßen ihre Runden schwimmen. Bei Windstille bestehen ähnliche Bedingungen.

während bei einem milden Winter gute Fangchancen bestehen. Grund dafür ist, dass Dorsche bei einer Wassertemperatur unter 4 Grad Celsius langsamer verdauen können und somit tiefere Wasserbereiche unter der Sprungschicht aufsuchen, denn da liegt die Temperatur meist um die 5 Grad.

In den Sommermonaten haben Brandungsangler ein paar Hürden zu nehmen. Erstens wird es sehr spät dunkel, zweitens sind viele Köderklauer in Form von Strandkrabben unterwegs und drittens hat man auch im Dunkeln mit Badehungrigen zu kämpfen. Sind die Hürden genommen, können wir aber auch in lauschigen T-Shirt-Nächten mit guten Dorschen beim Brandungsangeln rechnen.

Wenn der Wind bläst

Optimale Bedingungen für ein gelungenes Brandungsangeln bieten auflandige Winde. Wie der Name schon verrät, weht der Wind dabei vom Meer auf die Küste. Tut er dies mit einer Windstärke von 3 bis 5 Beaufort (5 bis 10 m/s) können wir bereits im Hellen mit den ersten Dorschen rechnen. Durch die Wellen wird der

Über kurz oder lang

Unterschiedliche Bodenstrukturen und Rinnen mit Wassertiefen von über zwei Metern, nur einen Unterhandwurf von unseren Füßen entfernt, sind Top-Strände zum Dorschangeln in der Brandung.

Im Grunde genommen weiß man nie genau, wie dicht die Fische zum Fressen an das Ufer ziehen. Daher ist es am Strand nicht ungewöhnlich, dass richtige Brandungscracks, die ihre Köder mit schwerem Gerät gen Timbuktu befördern, keinerlei besondere Vorteile erwarten können. Eher im Gegenteil werden dabei fangträchtige Stellen im ufernahen Bereich

geschaltet. Im Fachhandel finden sich Schlagschnüre, die sich von 0,55 auf 0,27 Millimeter zur Geflochtenen hin verjüngen. Stationärrollen der 6000er bis 8000er Klasse mit Weitwurfspulen halten der rustikalen Angelmethode am besten stand.

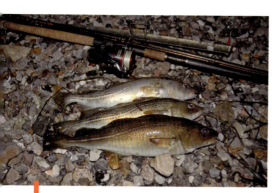

Viele Angler werfen mit ihren schweren Bleien so weit wie's geht, obwohl Dorsch-trupps auch oft in der ersten Rinne dicht unter Land unterwegs sind.

oftmals überworfen. Am besten platzieren wir das Brandungssystem der ersten Rute so weit wie möglich draußen und suchen mit der zweiten Rute dichter unter Land die erfolgversprechende Wurfweite des Abends.

Geräte-Check

Um die richtige Rute in der Brandung zu finden, gibt es eine einfache Faustregel: Mit der seitlich ausgestreckten Wurfhand über dem Rollenfuß die waagerecht ausgerichtete Angel umfassen, so dass das Ende der Rute auf dem Oberkörper liegt. Befindet sich der Endknauf der Rute genau auf dem Brustbein, haben wir die optimale Rute für gute Würfe in der Brandung gefunden.

Auch in der Brandung werden mittlerweile geflochtene Schnüre genutzt. Mit der dünnen 0,15er bis 0,20er Geflochtenen sind einfach weitere Würfe drin und jeder Zupfer ist an der Rutenspitze ersichtlich. Um die Geflochtenen vor Abreibung, Muscheln und Steinen zu schützen, wird von den Profis zwischen dem System und der Geflochtenen eine monofile Schlagschnur

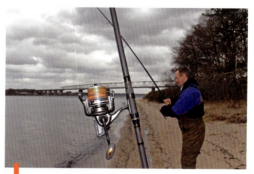

Ruten und Rollen müssen beim Brandungsangeln schon einiges aushalten und fallen daher meist auch wesentlich rustikaler aus als anderes Gerät aus.

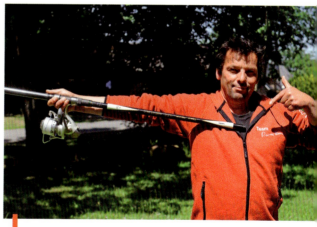

Arm ausgestreckt an der Rolle, der Rutenknauf in Höhe Brustbein: Dieser Abstand kennzeichnet ein optimales Größenverhältnis für den Kauf der passenden Brandungsrute.

Um im Dunkeln zu hantieren, ist eine Kopflampe notwendig. Zange und Haken-löser sind genau wie Messband und Messer Standard beim Brandungsangeln.

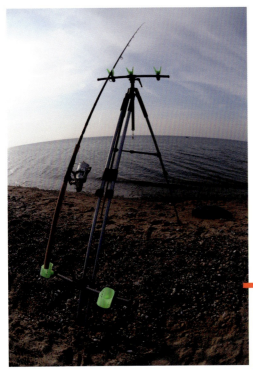

Damit die Bisse auch in der Dunkelheit erkennbar sind, werden Knicklichter unter der Rutenspitze fixiert. Ein Dreibein bietet die richtige Ablage für die Angeln. Mit langen Ködernadeln lassen sich Würmer am besten auf die Haken ziehen. Bei Schietwetter finden Angler und Material in einem speziellen Brandungszelt Schutz (Beachbuddy). Zum Transport des Angelgedöns helfen Transportwägelchen mit breiten Luftreifen, so genannte Beach-Trollys. Neben so vielen Dingen sollten Sie eines auf keinen Fall vergessen: die Köder, denn ohne Watt- und Seeringelwürmer läuft gar nichts in der Brandung.

Dreibeine halten die Schnur schön weit über den Wellen. In die Mitte sollte eine mit Steinen oder Sand gefüllte Jutetasche gehängt werden: Das bringt Stabilität und Schutz gegen Umfallen.

Küstenkämpfer: Spinnfischen

Wer gerne in der Natur mit der Angel unterwegs ist und auch mal eine kleine Wanderung zu guten Küstenabschnitten genießen kann, sollte sein Petri-Glück mit der Spinnangel auf Dorsch versuchen. Das geht vor allem an der deutschen und dänischen Ostseeküste hervorragend. An einigen Stränden ist das Wasser in Ufernähe schon so tief, dass auch ohne Wathose mit guten Fängen gerechnet werden kann.

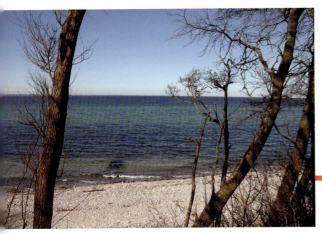

Die Beute beim Spinnangeln von der Küste kann sich sehen lassen. Klar sind es keine Dorschgiganten, wie wir sie aus Norwegen oder Island kennen, aber Fische um die drei Kilo geben im flacheren Wasser an der Spinnrute richtig Gas. An Steilküsten lohnt sich vor dem Angelbeginn immer ein Blick von oben auf den ausgewählten Platz. Bei klarem Wasser

Bei klarem Ostseewasser lassen sich im Hellen sehr gut die Grundstrukturen auschecken und erfolgreiche Angelplätze finden.

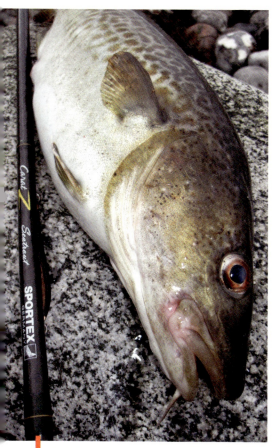

lassen sich Bodenverhältnisse gut ergründen, und schnell sind aussichtsreiche Steinriffe, tiefe Rinnen und Seegraswiesen gefunden. Alles Top-Plätze, um ein paar Dorschen mit der Spinnrute auf die Schuppen zu rücken.

Wird das Wasser schnell tiefer und der Untergrund ist geprägt mit kleineren flachen Steinen und einzelnen Muschel- und Blasentangfeldern, ist ein weiterer guter Dorschstrand gefunden. Wichtig für die Strandwahl ist die Struktur unter Wasser. An reinen Sandstränden ohne Seegraswiesen mag eventuell mal ein kleiner Trupp Dorsche Sandaale jagen, aber gezielt dort zu angeln ist eher nicht zu raten. Strände, an denen Bäche oder kleine Flüsse ins Meer fließen, sind ebenfalls absolute High-Lights für das Spinnangeln auf Dorsch. Dort sind in der Regel immer Strandkrabben und kleine Fische unterwegs, alles Beute für ein gieriges Dorschmaul. Im Herbst besteht um Bach- und Flusseinläufe in der Regel eine Schutzzone wegen des Laichaufstiegs der Meerforellen ins Süßwasser. Bei einigen Mündungen ist sogar eine ganzjährige Schutzzone zu beachten.

An leichten Spinnruten um die 30 Gramm Wurfgewicht bringt das Dorschangeln im flachen Wasser richtig Laune.

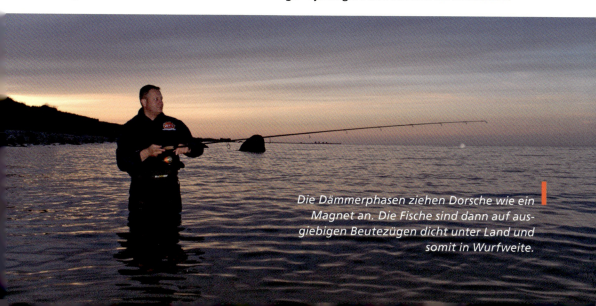

Die Dämmerphasen ziehen Dorsche wie ein Magnet an. Die Fische sind dann auf ausgiebigen Beutezügen dicht unter Land und somit in Wurfweite.

Dorschdämmerung

Eine absolut heiße Zeit, Dorsche mit Kunst-ködern von der Küste aus zu fangen, sind die Morgen- und Abendstunden mit dem »Zwischenlicht«. In dieser Zeit jagen die marmorierten Räuber gern in Wurfweiten unserer Blinker und Wobbler. Grund ist, dass viele kleine Fische, Strandkrabben und Tangflöhe in der Dämmerphase sehr aktiv unterwegs sind.

Optimale Bedingungen, mit der letzten Abend- oder der ersten Morgensonne Dorschen den Kopf zu verdrehen, finden sich bei klarem oder leicht angetrübtem Wasser und auflandigen Winden mit 2 bis 4 Beaufort Windstärken. Dadurch ist das Wasser in Strandnähe ordentlich in Bewegung und die Dorsche kommen oft sehr dicht unter Land, mitunter beim Watangeln auch direkt bis vor unsere Füße. Bei solchen Aussichten bestehen immer gute Chancen, größere Fische an den Haken zu bekommen.

An bedeckten Tagen mit den gleichen Windverhältnissen läuft es auch tagsüber bereits gut mit dem Fang. Aber selbst an windstillen Tagen oder bei ablandigen Winden sind mit der Spinnangel immer ein paar Dorsche drin. Ob auf- oder ablandige Winde, scheint der Mond am Nachthimmel können Dorsch & Co. die Beute bei ihren Raubzügen besser ausmachen. Eine kleine Faustregel beim Fischen in der Dämmerung ist: Je heller die Nacht, desto dunkler der Köder.

Fischen durchs Jahr

Ähnlich wie beim Brandungsangeln von der Küste sind das Frühjahr und der Herbst die besten Zeiten, um mit der Spinnangel vom Strand aus abzuräumen. Die Dor-

sche sind dann mit fallender oder steigender Wassertemperatur sehr aktiv und gefräßig. Ob mit der Spinn-, Sbiro- oder Fliegenangel, entscheidend ist die Führung der angebotenen Köder. Je nachdem wie schwer der Wobbler, Jigkopf oder Streamer ist, sollte knapp über den größten Hindernissen, meist Steinen oder Seegrasbänken, gefischt werden. Die Dorsche ziehen in der Regel am Grund entlang und attackieren den Köder von unten.

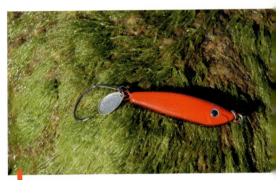

Mit großen, leicht nach innen gebogenen Einzelhaken sitzen die Dorsche gut und es gibt weniger Hänger beim grund-nahen Fischen. Zusätzlich reizt ein kleines Spinnerblatt am unteren Springring.

In den wärmeren Sommermonaten ist das Nachtfischen mit der Fliegenrute oder mit Sbirolino und Streamern sehr erfolgreich. Bei ruhiger See hört man die Dorsche in der Dunkelheit oft durch lautes Klatschen beim Jagen in sehr flachem Wasser. In milden Winterjahren gehen an den Stränden mit tiefem Wasser dicht unter Land auf langsam geführte Wobbler gute Dorsche der Mittelklasse.

An den tiefen Kanten können Bodenver-hältnisse vorsichtig abgetastet werden. So erfühlen wir markante Stellen mit großen Steinen oder Kraut. An solchen Plätzen lässt man den Köder nach dem Auswerfen bis

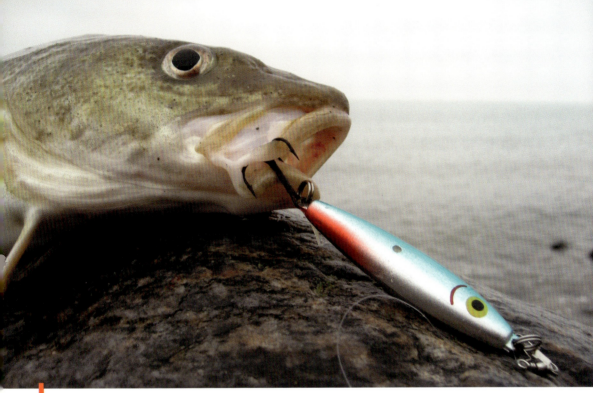

An bewölkten Tagen im Frühjahr und Herbst sind Dorsche auch schon gut am Tage mit der Spinnrute von der Küste zu fangen.

auf den Grund absacken und zupft je nach Grundstruktur den Köder verführerisch knapp über die Steine. Die Bisse dabei kommen in den meisten Fällen direkt nach der Absackphase beim Wiederandrehen.

Geräte-Check

Ausschlaggebend für das Spinn- und Sbirolinoangeln im Meer sind salzwasserresistente 3000er bis 4000er Stationärrollen. Gefüllt mit einer 0,10er geflochtenen Schnur sind am Strand weite Würfe drin. Wer gerne mit Wobblern oder Blinker auf Stranddorsche fischen möchte, sollte eine Rute um die drei Meter Länge mit einem Wurfgewicht zwischen 15 und 40 Gramm und einer sensiblen Spitzenaktion inklusive eines soliden Rückgrats einsetzen. Angelt man lieber mit Sbirolino, darf die Rute schon etwas länger sein, 3,3 bis bis 3,6 Meter sind da optimal. Freunde des Fliegenfischens setzen 7er bis 8er Ruten mit schwimmender oder leicht sinkenden Fliegenschnur, bei Bedarf auch mit Schusskopf, ein.

Neben Rolle und Rute sind noch ein paar weitere Utensilien für das Angeln auf Dorsch angesagt. Eine Kopflampe ist zwingend notwendig, um sich im letzten Licht oder schon in der Dunkelheit sicher am Strand zu bewegen und auch hantieren zu können. Das Watangeln ist an einigen Strandabschnitten von Vorteil, bei vielen aber nicht zwingend notwendig. Wenn Sie mit der Wathose unterwegs sind, hilft ein Watstock für sicheren Halt. Neben Dorschen werden auch immer wieder Meerforellen als willkommener Beifang gelandet; oft sind richtig große Mefos drin. Um den unnötigen Verlust eines großen Fisches zu vermeiden, nehmen Sie sich einen Wat- oder Klappkescher mit an den Strand.

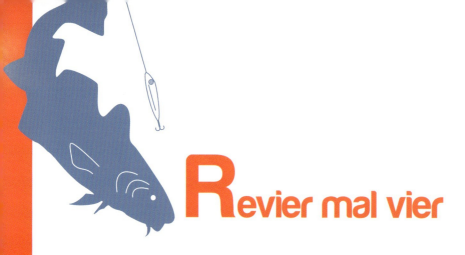

Revier mal vier

Ostsee

Die Ostsee gilt als sehr junges Meer. Zudem ist vor allem der westliche Teil zumeist eher flach. Angler können sowohl an den Küsten als auch vom Boot eine abwechslungsreiche Fischerei erleben.

Die Ostsee ist ein Binnenmeer mit vielen Geschichten und Gesichtern. In den insgesamt neun Anrainerstaaten leben dabei über 85 Millionen Menschen im Ostseeraum. Wenn die alle mit der Angel Dorsche fangen wollen, na dann Prost Mahlzeit! Die tiefste Stelle der auch als Baltisches Meer bezeichneten Ostsee (engl. *Baltic sea*) liegt mit 459 Metern im westlichen Gotlandbecken zwischen Schweden und Finnland. Damit ist die Ostsee das tiefste Binnenmeer Europas und gilt als größtes Brackwassermeer unseres Planeten, obwohl die Westliche Ostsee, auf Grund vom Wasseraustausch mit der Nordsee, einen höheren Salzgehalt mit 1,9 Prozent aufweisen kann. Im finnischen oder bottnischen Meerbusen beträgt der Salzgehalt nur noch 0,3-0,5 Prozent, da ist mit Dorschen nichts mehr los.

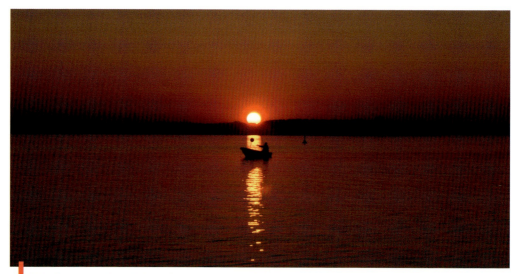

Die Ostsee ist bei vielen Meeresanglern ein beliebtes Revier. Dorsche werden dabei vor allem an dänischen, deutschen und polnischen Küsten gefangen.

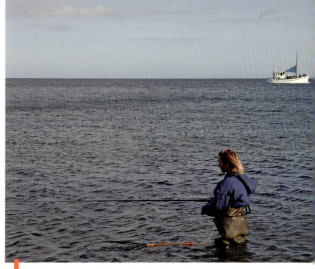

Der gesamte Rauminhalt der Ostsee beläuft sich auf 20.000 km³. Ein Kubikkilometer oder kurz km³ sind eine Milliarde Kubikmeter. Dabei hat ein Kubikmeter knapp die Masse von einer Tonne. Ein leicht veralteter Taschenrechner hat bei der Aufgabe gestreikt und Error angezeigt, es müsste aber eine Zahl mit 13 Nullen dahinter ergeben. Die größten Flüsse, Oder und Weichsel, strömen in Deutschland und Polen in die Ostsee, während die größten Inseln mit Gotland und Öland schwedisch sind. Dorsche sind im Skagerrak, Kattegat und in der Westlichen und Östlichen Ostsee unterwegs, daher gelten Dänemark, Deutschland und Polen für uns als interessanteste Reviere.

An der dänischen Ostseeküste ist das Spinnangeln vom Strand auf Dorsch auch schon tagsüber oft sehr erfolgreich.

Unter dänischer Flagge

Unser Nachbarland im Norden ist schon seit langem beliebtes Urlaubsziel viele Meeresangler. Besonders die Ostseeküste hat es dabei den Petri-Jüngern angetan. Ob vom Kleinboot, Kutter oder Strand, die Angelmethoden sind sehr abwechslungsreich, wobei die Fänge in der dänischen Ostsee echt was her machen. Auch unser Star in diesem Buch, der Dorsch, ist im dänischen Ostseewasser häufig und in guten Größen vertreten.

Für das Angeln im dänischen Salzwasser ist eine zusätzliche Angellizenz erforderlich. Der Jahresbeitrag beläuft sich auf 140 dänische Kronen, etwa 18 Euro, die Wochenkarte kostet 100 Kronen (ca. 13 Euro) und der Tagesschein 35 DKK (ca. 4,50 Euro). Die Erlaubnisscheine sind in jedem Touristenbüro, Angelgeschäft oder Postamt erhältlich und können auch schon vor dem Urlaub im Internet (www.fisketegn.dk) erworben werden. Kinder und Jugendliche bis 18 Jahre und

Rentner ab 67 Jahren können kostenlos im Meer angeln. Für den Dorschfang gibt es keine Schonzeit aber ein Mindestmaß von 38 Zentimetern.

Der Norden
Jedes Jahr lockt es tausende Touristen nach Skagen in Nordjütland. Die kleine Stadt liegt am nördlichsten Zipfel vom

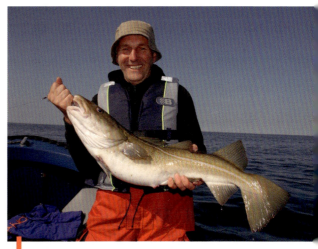

Viele Dorsche aus der Nordsee unternehmen einen kleinen räuberischen Abstecher in die nördliche Ostsee, auch Kattegat genannt. Von einigen Häfen sind Kutter oder Kleinboottouren zum gezielten Dorschangeln drin.

dänischen Festland und markiert die »offene Grenze« zwischen der Nord- und Ostsee mit den Skagerrak (Nordsee) und Kattegat (Ostsee). Dadurch wird gerade bei westlichen Winden Wasser mit einem höheren Salzgehalt aus der Nordsee in die Ostsee gedrückt. Viele Fischarten folgen der Strömung dabei in das Kattegat, so auch die Dorsche.

Entlang der dänischen Küste finden sich viele aussichtsreiche Angelplätze, um mit Spinn- oder Brandungsrute Dorsche an die Haken zu bekommen. Voraussetzung sind aber Strände mit tiefem Wasser dicht unter Land. Ein beliebtes Urlaubs- und Angelgebiet bietet die Halbinsel Djursland im südwestlichen Teil des Kattegats. Von der Stadt Grenå im Osten von Djursland fahren auch mehrere Angelkutter hinaus und Kleinboote können für einen Fischzug gechartert werden.

Die Inseln Læsø und Anhold sind bei Seglern bekannt für einen Zwischenstopp von Dänemark nach Schweden oder anders herum, aber auch mit der Angelrute ist da einiges drin. Um an die Dorsche ran zukommen, sind allerdings ein paar Seemeilen mit einem Boot oder Kutter zu bestreiten, da die Wassertiefe um die Inseln erst recht flach und sandig ist.

Am südöstlichen Ende des Kattegats verengt sich die Ostsee in den bekannten Öresund zwischen der dänischen Insel Seeland und dem schwedischen Festland. Durch eine gesunde Strömung und dadurch ein hohes Nahrungsangebot in der Meerenge ist der Dorschbestand gut. Ob vom Kutter, Kleinboot oder Ufer: Im Öresund geht in Sachen Dorsch eigentlich immer was.

Die dänische Südsee

Diesen Namen hat der südliche Teil Dänemarks an der Ostsee den vielen kleinen Inseln und der wunderschönen Natur zu verdanken. Dabei strömt das Wasser vom offenen Kattegat durch den großen und kleinen Belt in die westliche Ostsee oder andersherum. Die Strömungsrichtung wird vorwiegend von Winden beeinflusst und durch einen geringen Tidenhub des Kattegats.

Bekannte Inseln wie Langeland, Fünen und Als stehen schon seit langen für eine gute Dorschangelei hoch im Kurs. Aber

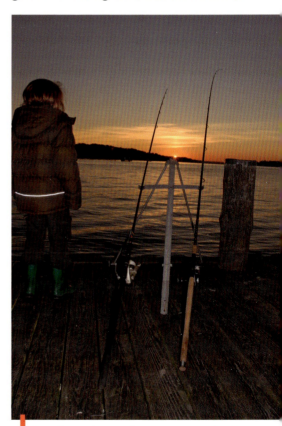

Zwischen den zahlreichen Inseln findet sich immer ein gutes Plätzchen, um beim Molen-, Brandungs- oder Watangeln die Angeln auszuwerfen.

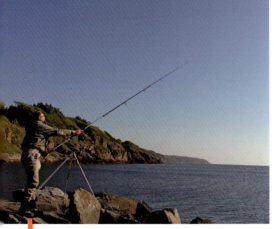

Auf der wunderschönen Insel Bornholm werden vom Boot und einigen Molen im Norden der Insel viele Dorsche gefangen.

auch das dänische Festland in Südjütland bietet gute Angelmöglichkeiten, um am Kleinen Belt den marmorierten Ostseeräubern nachzustellen.

Das schöne an der dänischen Südsee sind die verschiedenen Angelmethoden. So können Freunde des Watangelns genauso gut wie Brandungsangler mit gewichtigen Dorschen von der Küste rechnen. Wer lieber den Plankendorschen nachstellt, kann in den Touristenbüros oder über den Reiseveranstalter Infos beziehen. Dabei kann auf den vielen Angelkuttern eine Tour gebucht oder als eigener Kapitän ein Charterboot gemietet werden. Ein Sportbootführerschein ist nicht erforderlich. Wer sein eigenes Boot auf dem Trailer dabei hat, findet zahlreiche Möglichkeiten zu slippen und einen Liegeplatz für den Urlaub.

Die Perle im Osten

Bornholm gilt als Mekka der Meerforelle. Dass auch ein guter Dorschbestand um die Insel seine Kreise schwimmt, ist vielen Meeresanglern unbekannt. Vor der Nordspitze ist das Wasser oft schon in Wurfweite einige Meter tief. Die vielen Klippen, Felsen und großen Steine machen

das Wanderangeln oft beschwerlich. Das wird mit den klasse Fangaussichten auf Dorsch in guter Portionsgröße aber schnell wieder vergessen sein. Eine ganz heiße Strecke dafür bietet der Küstenabschnitt südlich und nördlich von Hammerhavn. Brandungsangler kommen in Bornholms Norden ebenfalls voll auf ihre Kosten.

Die lange Mole bei Vang und die beiden Molenköpfe von Hammerhavn sind absolute Hotspots, um mit Naturködern Dorsche aus den Fluten zu ziehen. Auf dem Wasser ist mit dem marmorierten Ostseeräuber das gesamte Jahr über zu rechnen. Angler können vom Boot oder Kutter jederzeit auf Schwergewichte am Haken spekulieren. Es gibt auf Bornholm einige Kutter, die Tagesfahrten anbieten. Wer lieber sein eigener Kapitän ist, kann Boote tage- oder wochenweise chartern.

Deutsche Dorsche

Sebastians allererster Dorsch hat an der deutschen Küste beim Brandungsangeln gebissen. Das ist nun schon über zwei Jahrzehnte her. Es zieht ihn aber auch noch heute auf oder ans Wasser der deutschen Ostseeküste. Die Gründe sind schnell erklärt. Kurze Anfahrten zu guten Stränden mit besten Chancen Dorsche zu fangen. Gut gerüstete Angelkutter mit erfahrenen Kapitänen und eine sehr erfolgreiche Angelei von Kleinbooten. Dazu ist die Verständigung in unserer Landessprache mit anderen einfach, anstatt mit Englisch, skandinavischen Sprachen oder mit Händen und Füßen zu kommunizieren. Die Größe der Fische kann natürlich keine Island-Giganten toppen, aber für viel Angelfreude und die eine oder andere leckere Mahlzeit sorgen.

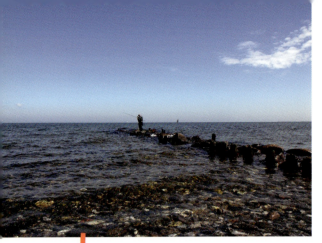

An vielen Strandabschnitten bietet ein strukturreicher Untergrund den Dorschen ein wahres Tischlein deck dich.

Im Westen

Schleswig-Holstein ist neben dem Bundesland zwischen den Meeren auch das nördlichste zu unseren skandinavischen Nachbarn aus Dänemark. Dementsprechend weht am nördlichen Ufer der Flensburger Förde auch die dänische Flagge. Den drei Förden in Flensburg, Eckernförde und Kiel entspringen am Ende jeweils eine Hafenstadt mit vielen Molen, Anlegern und Stadtstränden zum Angeln, auch auf Dorsch.

Die Küstenabschnitte zwischen den Förden sind geprägt von Steilküsten und sandigen oder kiesigen Stränden mit oft sehr guten Bedingungen, vom Land aus mit Brandungs-, Spinn- oder Fliegenruten zu punkten. Südöstlich der Landeshauptstadt Kiel von Heidkate bis hinter Schönberg ragen über 30 lange Steinbuhnen in die Ostsee, alle gut für ein paar Dorsche. Weiter Richtung Osten sind Howacht, Weißenhaus und Dazendorf gute Dorschstrecken.

Dann haben wir in SH ja auch noch die bekannte Ostseeinsel Fehmarn. An den Stränden von Westermarkelsdorf oder Marienleuchte auf der Nordostseite oder im südlichen Fehmarnsund haben viele Angler ihre ersten Würfe im Meer gemacht, um Dorsche zu fangen.

Die Lübecker Bucht rundet die sehr erfolgreiche Küste in Schleswig-Holstein ab. In den Häfen von Maasholm und Kappeln an der Schlei und Eckernförde fahren Kutter im nördlichen Teil den Kurs Dorsch. Von Kiel geht es ab Strande, Heikendorf oder Laboe hinaus den Dorschen entgegen.

Im Südosten von SH fahren ab Heiligenhafen, Burg auf Fehmarn und Neustadt Kutter zum Angeln raus. In den meisten Marinas ist es möglich, Boote zu chartern (ab 15 PS ist ein Sportbootführerschein See erforderlich). Für Angler aus Schleswig-Holstein ist zum Fischen an oder auf der Ostsee der staatliche Fischereischein nötig. Angler aus anderen Bundesländern mit gültigem Fischereischein müssen pro Jahr eine zusätzliche Abgabemarke bei örtlichen Ordnungsbehörden oder Hafenämtern in Höhe von 10 Euro erwerben. Urlauber ohne gültigen Fischereischein können bei den vorherig erwähnten Ämtern für die Dauer von 28 aufeinanderfolgenden Tagen eine Sondergenehmigung für 20 Euro erhalten. Das ist zwei Mal im Jahr möglich.

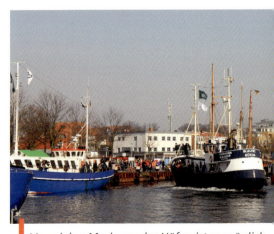

Von vielen Marinas oder Häfen ist es möglich, mit Angelkuttern oder dem gecharterten Kleinboot den Kurs Dorsch einzuschlagen.

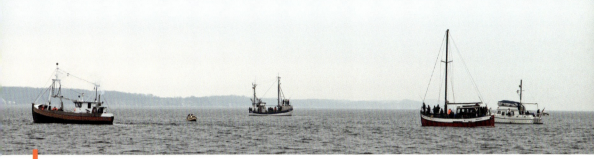

Von Mecklenburg-Vorpommern fahren viele Hochseekutter auf die Ostsee hinaus. Einige Schiffe bieten auch Mehrtagestouren in die Gewässer vor Bornholm an.

Der Osten

Den zweiten Abschnitt der deutschen Ostseeküste bietet das Bundesland Mecklenburg-Vorpommern bis zu unseren Nachbarn in Polen hinter dem Stettiner Haff. Ebenfalls bestehen hier sehr gute Chancen, vom Ufer aus Dorsche mit Natur- und Kunstködern zu fangen. Allerdings nimmt der Bestand an Küstendorschen Richtung Osten auf Grund von Brackwasser (Salz-/Süßwassergemisch) ab, und in den Boddengewässern von Rügen ist mit Dorschen eher nicht zu rechnen. Dafür geht es von Rügen aus von vielen verschiedenen Häfen mit dem Angelkutter oder Kleinboot hinaus auf die Ostsee. Und da sind jeder Zeit richtig gute Dorschen drin. Wobei die Hauptsaison von Frühjahr bis in den späten Herbst hinein reicht.

Von Saßnitz fahren sogar einige Kutter auf Meertagestouren in die fischreichen Gewässer vor Bornholm zum Dorschangeln. Der Hafen von Schaprode auf Rügen bietet neben seiner Lachstrolling-Flotte einige Angelveranstaltungen mit Kleinbooten, bei denen es den Dorschen entgegengeht. Weitere Angelkutter und Kleinboote fahren von Rerik, Rostock, Wismar und Warnemünde auf See, Kurs Dorsch versteht sich!

Die langen Seebrücken in den Urlaubsdomizilen von Meckpom, wie beispielsweise Kühlungsborn, ziehen Angler magisch an, immer mit der Option, ein paar gute Dorsche aus dem kühlen Nass zu pumpen. Wer in Mecklenburg-Vorpommern seine Angelköder auf die Reise in die Fluten der Ostsee schickt, benötigt eine Zusatzgenehmigung. Voraussetzung ist ein gültiger Fischereischein, dann kostet die Tageskarte 6, die Woche 12 und das Jahr für Erwachsene 30 Euro (Jugendliche 10 Euro). Der Küstenangelschein kann bei örtlichen Ordnungsämtern erworben werden oder online unter: https://erlaubnis.angeln.mv.de. Wer keinen gültigen Fischereischein besitzt, braucht die Flinte nicht gleich ins Korn zu werfen. Genau wie in Schleswig-Holstein gibt es in Meckpom den Touristenfischereischein. Bei den oben erwähnten Möglichkeiten kann von Touristen eine 28 Tage gültige Erlaubnis für 20 Euro erworben werden. Die kann auch übers Jahr verteilt abgeangelt werden.

Polens Ostseeküste

Seit einigen Jahren zieht es immer mehr Meeresangler an die polnische Küste. Dabei steht das Angeln auf Dorsch hoch im Kurs. Dorsch heißt auf polnisch Dorsz. In einigen polnischen Städten wie etwa

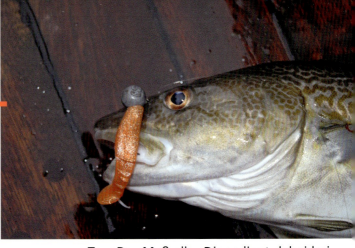

Die Größe der Dorsche vor der polnischen Küste kann sich sehen lassen.

Kolberg gibt es derzeit eine Kutterflotte wie in den besten Jahren Heiligenhafens. Aber auch vom Ufer aus ist an einigen Stränden das gezielte Dorschangeln möglich. Die kürzeste Anfahrt haben Meeresangler direkt hinter der deutschen Grenze bei einem Angelurlaub auf der Insel Wolin.

Das Mekka der Dorschjäger in Polen erstreckt sich um die Stadt Kolberg (pol.: Kolobrzeg), etwa 1,5 Autostunden von der deutschen Grenze entfernt. Wer gern mit dem Auto eine längere Fahrt zu den polnischen Ostseedorschen auf sich nehmen möchte, kann auch von Rügenwalde (pol.: Darlowo) mit Kuttern und vom Strand aus starten.

Generell gilt an und auf der polnischen Ostsee eine Fangbegrenzung von sieben maßigen Dorschen pro Angler und

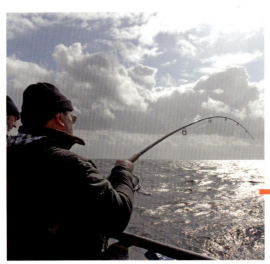

Tag. Das Maß aller Dinge liegt dabei bei 38 Zentimetern. Für das Angeln in der Ostsee ist eine Extralizenz erforderlich, die bei den regionalen Seeämtern erstanden werden kann. Eine 2-Wochen-Erlaubnis kostet 15 Zloty, etwa 4 Euro und eine Jahreserlaubnis gibt es für 50 Zloty, etwa 12 Euro.

Die Flotte

Das größte Angebot an Kuttern oder anderen größeren Schiffen zum Dorschangeln auf der Ostsee findet sich in Kolberg. Dort fahren mittlerweile über 25 Schiffe den Barteltägern entgegen. Dabei sind die Angelzeiten oft sehr unterschiedlich. Wer eine Tages- oder auch nur Halbtagestour bevorzugt, ist genau so gut aufgehoben wie Angelfreunde, die über mehrere Tage auf einem Kutter unterwegs sein wollen. Bei den kürzeren Touren wird zum Teil direkt vor der Küste den Dorschen nachgestellt, während bei Mehrtagestouren die Gewässer vor Bornholm und die Kadettenrinne angesteuert werden. Weitere Kuttertouren können Dorschangler in Polen von der Insel Wolin und von Dorlowo im Osten Polens unternehmen.

Die Stadt Kolberg in Polen ist das Mekka der Hochseeangler. Mit über 20 oft sehr unterschiedlichen Schiffen geht es den Dorschen entgegen.

Die Preise für eine Angeltour hängen von dem Zeitraum ab und bewegen sich etwa zwischen 20 und 100 Euro. So unterschiedlich die Preise, so auch die Anzahl der Angler auf den Kuttern. Von 7 bis 35 Personen wird alles geboten. So können auch kleinere Gruppen ganz unter sich einen Kutter chartern. Auf vielen Kuttern ist die erforderliche Angellizenz für die polnische oder dänische Ostsee im Preis inklusive.

Übrigens wurde 2013 die Europameisterschaft im Kunstköderangeln vom Boot in den polnischen Ostseegewässern ausgetragen. Mit einem guten Ergebnis für Deutschland, denn der bekannte Meeresangler Horst Hennings konnte sich den Titel Europameister in der Einzelwertung mit einer schönen Strecke Dorsche sichern.

Die Küste

Einige Strände, Seebrücken und Molen sind an der polnischen Ostseeküste eine gute Wahl, um auch vom Ufer ein paar marmorierte Räuber ans Band zu bekommen. Von der Insel Wolin aus ist die gesamte Strecke zur offenen Ostsee von Dziwnow bis Swinoujscie im Frühjahr, Herbst und milden Wintern immer ein paar Dorsche wert. Gerade wenn der Wind auflandig und mäßig aus Nord bläst, sind die Fische mit der Brandungs- oder Spinnrute gut zu fangen.

Um die Angelmetropole Kolberg ragen ein paar Seebrücken und Molen in die Ostsee. Dabei ist die bekannteste die Waldenfelsschanze, oft ein wenig mit Anglern überfüllt, aber immer gut für Dorsch. Ebenfalls geht an den Stränden östlich von Kolberg in der Brandung einiges in Sachen Dorsch.

Norwegen: von Süden bis Norden

Meeresangeln, Dorsch und Norwegen sind wie Curry, Wurst und Pommes nicht voneinander zu trennen. Das Nordland bietet die besten Möglichkeiten, auf die marmorierten Räuber zu fischen.

Die norwegische Atlantikküste beläuft sich dabei auf 2.650 Kilometer, mit den zahlreichen Fjorden und Buchten sind es sogar über 25.000 Kilometer. Da würde man beim Wanderangeln schon einen langen weißen Bart tragen und wahrscheinlich unzählige Erlebnisse mit kampfstarken Küstendorschen machen! Neben

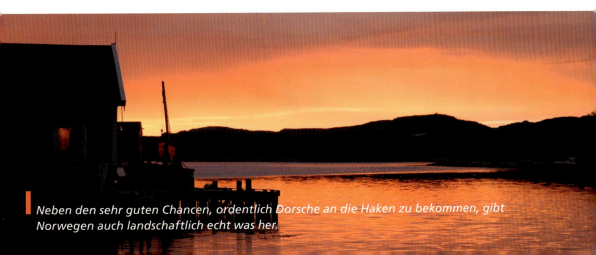

Neben den sehr guten Chancen, ordentlich Dorsche an die Haken zu bekommen, gibt Norwegen auch landschaftlich echt was her.

so viel Küste finden sich in Norwegens Salzwasser um die 150.000 Inseln, ohne die kleinen Schären gerechnet. Freunde des Inselhoppings hätten da ebenfalls alle Hände voll zu tun.

Die beste Jahreszeit, um die wirklich kapitalen Dorsche zu fangen, liegt eindeutig im Frühjahr. Dann ziehen die auf Norwegisch genannten Skrei-Dorsche in die küstennahen Gewässer, um zu laichen. Oft werden in dieser »heißen Zeit«, was aber nicht auf die Lufttemperatur zu übertragen ist, richtig gewichtige Dorsche innerhalb der Schären und Fjorde und unweit der Angelanlagen gefangen. In der Saison 2013 wurde in Nordnorwegen der neue Dorsch-Weltrekord mit einem Giganten von 1,6 Meter und knapp über 47 Kilo von Michael Eisele auf die Planken gelegt. Solche Riesen sind schon Ausnahmefische, die Größe und das Gewicht der Bartelträger in norwegischen Gewässern kann sich aber sehen lassen. Dabei lautet eine kleine Faustregel: Je höher im Norden, desto größer werden auch die Dorsche. Fangen wir also auch dort an.

Ganz oben

Viele Legenden und Erzählungen von Dorschen über der 50-Kilo-Marke ranken

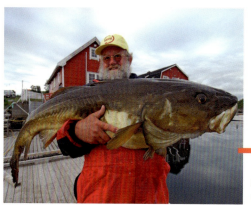

aus alten Fischerzeiten im hohen Norden. Inseln wie Halvøya, Magerøy und Sørøya im äußersten Norden werden jedes Jahr von vielen Dorschjägern bereist, um gerade an diese gigantischen Fische ran zu kommen. Bisher steht wie oben erwähnt der Weltrekord noch knapp unter der magischen 50 Kilo-Marke. Auf Arnøy, am Ausgang des bekannten Lyngenfjords etwas weiter südlich, werden jedes Jahr viele Großdorsche von uns Meeresfans vor der Kamera für das Personal-best-Foto in die Höhe gestemmt.

Vor den Toren der Großstadt Tromsø geht in Mission Dickdorsch ebenfalls voll die Post ab. Aber auch die Insel Senja, die Vesterålen und natürlich die Lofoten machen mit kapitalen Dorschfängen immer wieder auf sich aufmerksam. Auf den Lofoten wird sogar jedes Jahr im März die Dorsch-Weltmeisterschaft ausgeangelt. Dabei lassen über 650 Angler aus vielen unterschiedlichen Nationen ihre Köder in die Fluten taumeln.

Wer es im hohen Norden auf die Champions-Liga versucht, braucht neben soliden um die 20-Pfund-Bootsruten mit ordentlich Rückgrat auch Multirollen mit einer einwandfrei laufenden Bremseinstellung und guter Übersetzung. Bei den Ködern sind XXL-Gummis der Geheimtipp. Je größer, desto größer auch die Chance auf einen echten Klopfer. Gummifische von 20 bis über 30 Zentimeter sind da gerade recht. Um die auf Tiefe zu bringen, sind Jigköpfe zwischen 200 und 400 Gramm angesagt. Das dicke mindestens einen

Vor allem im Frühjahr stehen in Nordnorwegen die Chancen, einen Dorsch-Giganten mit der Angel zu fangen, am höchsten.

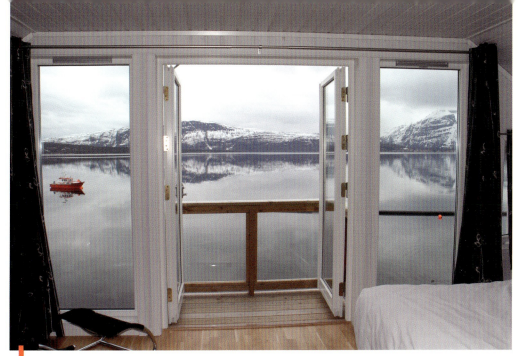

Eine Balkontür zum Dorsch lädt bei traumhaftem Wetter nach einer kleinen Auszeit sofort wieder ein, den Kurs Dickdorsch zu steuern.

Millimeter starke Monovorfach ist Pflicht, genau wie gute Meereswirbel.

Bei der Köderpräsentation gehen die Meinungen der Experten auseinander. Während einige felsenfest das Gummi knapp über dem Grund anbieten, versuchen andere auch deutlich über Grund bis weit ins Mittelwasser den Köder verführerisch zu jiggen. Am besten, wir mixen ein Cocktail aus beiden Ansichten und lassen den Jig bis zum Grund ab, knapp darüber ein paar Minuten mit leichtem Heben und Senken der Rute stehen, um dann langsam durch die Wassersäule nach oben zu drehen. Allerdings sollten nach ein paar Kurbelumdrehungen immer wieder kurze Ruhephasen eingelegt werden, denn das reizt die Dickdorsche gewaltig und führt oft urplötzlich aus dem Nichts zu einer berstend krummen Rute. Meistens bleiben die Giganten dann für einen kurzen Augenblick stehen, bevor sie merken, wie der Hase läuft, dann kreischt auch schon die Bremse und der Fight kann beginnen.

Rainers eigene Spezialmethode für den gezielten Fang großer Skreis ist das langsame Einkurbeln der großen, schlanken Gummifische. Dabei lässt er den Köder bis zum Grund ab oder – ist es zu tief – bis auf etwa maximal 100 Meter. Dann kurbelt er gemächlich ein, immer wieder von kleinen Stopps unterbrochen. Die Bewegung des Schiffes tut dabei ein Übriges, den Köder in Aktion zu halten. Vor allem die dicken Dorsche ziehen und beißen nämlich sehr oft in den mittleren Wasserschichten. Bei einem Biss fühlt es sich meist plötzlich schwer an, so als hätte man eine Plastiktüte gehakt. Jetzt nicht anhauen, sondern warten, bis der Fisch richtig ins Geschirr hineinzuziehen beginnt. Dann einen kräftigen Anhieb setzen!

Eigentlich zählt das Gebiet um Bodø mit dem Saltstraumen und Skjerstadfjord über Sandnessøyen mit seinen vielen fischreichen Inseln bis kurz hinter die legendäre große Insel Vega noch kartographisch mit zu Nordnorwegen. Die Gebiete können aber sehr gut mit dem Auto angefahren werden, während weiter oben im Nordland meist eine Flugreise in Frage kommt. Zugegeben, bei Bodø ist ein Zwischenstopp auf einem Campingplatz in einer Hyter (einfaches Holzhaus) angebracht.

Mittendrin

Die Region Nord-Trøndelag markiert den Norden der goldenen Mitte Norwegens. Das auch gleich mit zwei richtigen Knallerrevieren. Die Inseln Leka und Vikna sind vielen Norwegenfans bekannt und stehen bei Dorschanglern hoch im Kurs. Weiter südlich bei Flatanger sind neben aussichtsreichen Angelplätzen in den Fjorden an ruhigen Tagen Off-Shore-Ausfahrten auf Dickdorsch drin. Die weitere Küste Sør-Trøndelags bis zum Trondheimsfjord ist geprägt von kleinen Inseln, Fjorden und Buchten mit guten Plätzen, um gezielt Dorsche an die Haken zu bekommen.

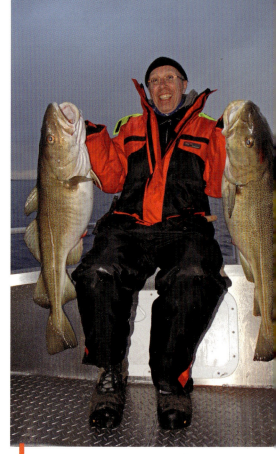

Dorsche stemmen gibt Muckis und macht Laune!

Die Trondheimsleia zwischen dem Festland und der legendären Insel Hitra hat schon vor über dreißig Jahren Meeresangler zum Angeln auf Dorsch angezogen. Auch Hitra und die weiter nördlich in den Nordatlantik ragende Insel Frøya

bieten vor allem im Frühjahr und den ersten Sommermonaten eine sehr erfolgreiche Jagd mit der Angelrute auf die marmorierten Bartelträger.

Im Gegensatz zum hohen Nordland kann in der goldenen Mitte Norwegens auch sehr gut mit etwas kleineren Gummifischen und Pilkern den Räubern nachgestellt werden. Gummis um die 15 Zentimeter kommen im Frühjahr gut an, während im Herbst Pilker besser fangen. Ebenfalls ist das Überbeißerangeln mit Pilkern

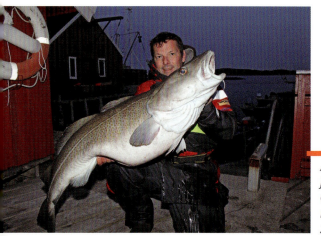

Auch Mittelnorwegen bietet in den Frühjahrsmonaten ein super Gebiet, um in Sachen Großdorsch ganz vorne mit zu spielen. Hier präsentiert Sebastian Rose einen 21-Kilo-Dorsch aus Frøya.

dann sehr erfolgreich, um große Dorsche auf die Planken zu schicken. Im Sommer ist es gut, verschiedene Natur- und Kunstköder zum gezielten Dorschangeln mit an Bord zu haben. Zum Teil sind richtig gute Dorsche auch im flacherem Wasser der Uferkanten mit Tangbewuchs auf Jagd und können mit sehr leichten Jigs und kleinen dunklen Gummis überlistet werden.

Die Insel Smøla wird durch den fischreichen Ramsøyfjord von Hitra getrennt, dann folgen viele bekannte Inseln wie Averøya südlich von Kristiansund mit der berühmten Nordatlantikstraße 64, die jedes Jahr über 300.000 Touristen anzieht. Die Region More og Romsdal mit Städten wie Alesund und Molde am Romsdalfjord schließen das südliche Gebiet Mittelnorwegens und versprechen Artenreichtum unter der Wasseroberfläche, da sind natürlich auch viele Dorsche in guter Größe mit dabei.

Bei den Trollen

Fjordnorwegen beginnt mit der Kommune Sogn og Fjordane und ist ein beliebtes Reiseziel deutscher Angler. Der tiefste Meeresarm ist der Sognefjord mit 1.308 Metern, umgeben von den höchsten Bergen in Norwegen. Der höchste Gipfel ist der Galdhøpiggen im Gebirge Jotunheimen mit 2.469 Metern nordöstlich des auch mit 203 Kilometer längsten Fjords Norwegens.

Keine Angst, das Angeln kommt neben vielen wirklich sehr urigen und atemberaubenden Sehenswürdigkeiten in der Natur auch nicht zu knapp. Eine äußerst seltene und begehrte Trophäe in der Region ist der Trolldorsch! Trolldorsche sind sehr, sehr groß, haben riesige Augen

und einen Mund voller Zähne. Nachts kriechen sie auf ihren mächtigen Bauchflossen an Land und fressen am liebsten deutsche Angler! So, weiter geht's mit den richtigen Bartelträgern. Okay, bei der Größe muss man da schon abspecken, Fische um die 15 Kilo sind aber die gesamte Saison drin. Der Durchschnitt ist mit um die vier Kilo aber wesentlich kleiner als in den Regionen weiter im Norden.

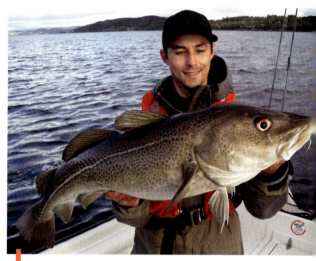

In einigen Regionen Fjordnorwegens sind gute Dorsche das gesamte Jahr über zu fangen.

Vom Sognefjord im Norden Fjordnorwegens geht es weiter Richtung Süden mit der Insel Sotra vor der ehemaligen Hauptstadt Bergen. Dort legen auch die Fjord-Line-Fähren an. Kurze Anfahrtswege zu guten Angelrevieren lassen unsere Köder schneller gen Dorschmaul tauchen. Etwas südlich von Bergen machen Inseln wie Selbjørn, Stord und Bømlo mit guten Dorschfängen auch während der Sommerzeit in den Angelfachmagazinen Schlagzeilen. Allerdings muss man für einen guten Fang den Köder schon mal bis auf 100 Meter Wassertiefe ablassen.

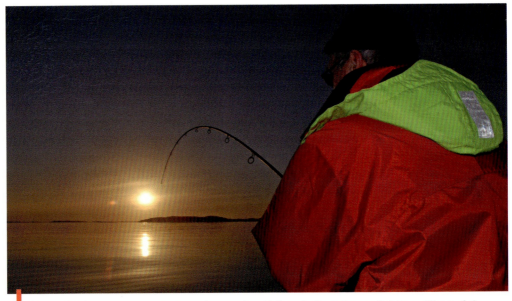

Wer in Südnorwegen gute Dorsche an den Haken bekommen möchte, sollte auf das Frühjahr und den Herbst setzen.

Im südlichsten Teil Fjordnorwegens können Angler bereits in Haugesund oder Stavanger von den Fjord-Line-Fähren den Dorschen entgegen fahren. Die gern besuchte Insel Karmøy liegt von den Fähranlegern nur »einen Steinwurf« oder weitere kurze Fährfahrt entfernt. Desweiteren sind auch andere gute Ecken im Boknafjord schnell erreichbar. Der große Fjord teilt sich dabei auf dem Weg ins Landesinnere in viele kleinere Fjorde und Sunde zwischen den zahlreichen Inseln, immer mit der Option, ein paar gute Nordatlantikräuber aus den Fluten zu pumpen.

Im Süden

In der Landeshauptstadt Oslo am Ende des einst fischreichen Oslofjords leben über 625.000 Einwohner. Das bedeutet, dass bei einer Gesamtbevölkerung Norwegens von 5 Millionen Menschen jeder achte in der Metropole Oslo wohnt. Insgesamt leben 75 Prozent der Norwe-

ger in den größeren Städten und nur 25 Prozent in den ländlichen Bereichen. Und das in einem Land, das einen Tick größer ist als die Bundesrepublik Deutschland mit über 80 Millionen Seelen! Da sind noch viele Flecken in der Natur unberührt und vor allem unbetreten. In den südlichen Teilen Norwegens sieht das allerdings anders aus.

Von Stavanger über Egersund, Mandal, Kristiansand und einigen Städten mehr bis Oslo ist die Küste dicht besiedelt. Das macht sich auch beim Angeln bemerkbar. Einst waren die Schären und Fjorde im Süden voll mit Fisch. Durch kommerzielle aber auch Freizeitfischerei sind die Bestände in den letzten 20 Jahren stark gesunken. Das macht sich auch bei den Dorschen bemerkbar. Klar gibt es sie in Norwegens Süden und es werden auch gute Fische gefangen, vor allem im Frühjahr, Winter und Herbst. In einigen Ecken sind Dorsche aber auch echte Mangelware.

Meeresfreunde, die nach Südnorwegen zum Dorschangeln fahren, sollten daher nicht ganz so enthusiastisch sein wie Angler in den nördlichen Regionen. Um an die Barteltträger im Süden ran zu kommen, ist oft Fingerspitzengefühl und Ausdauer gefragt. Dann sind die Ruten aber auch gern mal gebogen und schöne Fische landen im Boot oder am Ufer. Die Dorsche in Südnorwegen sind oft fix unterwegs und immer den Futterfischen hinterher. Genauer geschrieben kommen die Fische in größeren Trupps von der offenen See und fallen kurz zum Fressen in die küstennahen Gewässer ein. Haben wir das Petri-Glück, einen solchen Platz in der richtigen Zeit zu treffen, ist die Fischkiste mit guten Portionsdorschen schon mal voll. Es gibt da auch Ausnahmen von richtig gewichtigen Dorschen um die 15 Kilo.

Pilker und Gummis bringen die meisten Fische, aber auch Naturköder werden gern mal attackiert. Im Herbst ist die Überbeißermontage eine gute Wahl, um in Sachen Dorsch die Nase vorn zu haben. Dabei wird ein kleiner Köhler oder ein Hering, der sich den Köder einverleibt hat,

schonend und langsam hochgedreht. Die Dorsche sind dann oft gemein und beißen den armen kleinen Fisch, was in vielen Fällen dazu führt, dass der Dorsch hängen bleibt und der kleine Fisch entkommen kann. Die Hot Spots liegen dabei meist in den strömungsreichen Wassergebieten zwischen tiefem und flachem Wasser.

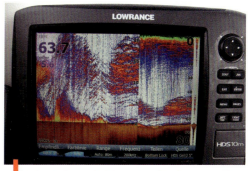

Oft ziehen die Dorsche direkt unter den Kleinköhlerschwärmen ihre Bahnen – immer mit der Option, blitzschnell nach oben zu schießen, um zu fressen.

Kurz und knapp: Wer im Süden auf Dorsch vorn sein möchte, sollte die Angelstellen zwischen den letzten Schären und der offenen See an ruhigen Tagen aufsuchen.

Nordsee: Dänemark & Niederlande

Zwischen dem offenen Nordatlantik und der europäischen Küste finden wir die Nordsee, auch als Schelfmeer bezeichnet. Die Nordsee erstreckt sich dabei von der englischen Küste bis nach Südnorwegen, Dänemark, Deutschland sowie den Niederlanden, Belgien und Frankreich.

Die südliche Nordsee mit dem Ärmelkanal ist die am dichtesten befahrene Schifffahrtsregion weltweit. Die tiefste Stelle in der Nordsee liegt mit 725 Metern in der norwegischen Rinne, die Durchschnittstiefe bei 94 Metern. Die Strömungen entlang der norwegischen Rinne sorgen für den Wasseraustausch zwischen Nord-

und Ostsee, der Salzgehalt der Nordsee schwankt dabei ortsabhängig zwischen 15 bis 25 Promille.

Mit den Fischen ist das so eine Sache. Es gibt war Abkommen zwischen den Anrainerländern und eine gemeinsame EU-Regulierung, die Dorschbestände

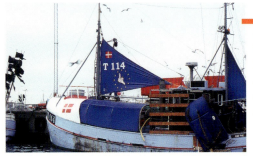

Die Nordsee ist schon seit eh und je von der kommerziellen Fischerei gebeutelt worden. Regelungen, die die Fische wirklich vor Raubbau schützen, sind leider kaum in Kraft. In einigen Regionen sind Dorsche deswegen recht selten geworden.

sind dabei allerdings rückgängig. Auch die Zauberwörtchen »nachhaltige Fischerei« haben bisweilen noch keine positive Veränderung bewirkt. Mit der Angelrute geht in Sachen Dorsch dann zum Glück doch noch was. An einigen Plätzen ist das Angeln auf Dorsch sogar noch richtig ergiebig.

Dänisch gedoppelt

Unser Nachbarland im Norden steht bei Touristen hoch im Kurs. Jedes Jahr werden von den Touristenämtern zusammen knapp 50 Millionen Übernachtungen gezählt. Viele Urlauber verbringen dabei ihre Ferienzeit an der Nordseeküste, einige auch mit der Angelrute im Gepäck. Die Fangaussichten entlang der Küste vom Strand, Kutter oder Kleinboot steigern sich, um so höher es in den Norden Dänemarks nach Nordjütland geht. Das liegt vorwiegend daran, das der südliche Teil der Nordsee sehr flach ist und zum Dorschangeln ungeeignet.

Das gleicht Nordjütland dann aber wieder schnell aus. Vor allem das gezielte Dorschangeln vom Kutter ist sehr gefragt. Die Beute kann sich dabei sehen lassen. Geht es ein wenig weiter auf die Nordsee hinaus, sind Barteltträger in guten Stückgewichten bis über die 15-Kilo-Marke

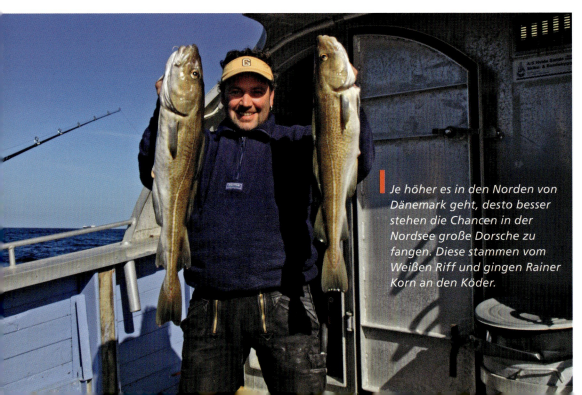

Je höher es in den Norden von Dänemark geht, desto besser stehen die Chancen in der Nordsee große Dorsche zu fangen. Diese stammen vom Weißen Riff und gingen Rainer Korn an den Köder.

drin. Von der Küste aus sollten wir wesentlich niedriger ansetzen, aber Nordseeleoparden um die drei Kilo sind schon mal dabei.

Die legendären Riffe

Anfang der 1990er Jahre waren wir das erste Mal los zum berühmten Gelben Riff. Bei der nächtlichen Anfahrt durch Dänemark bis nach Hanstholm ganz oben in Nordjütland konnten wir schemenhaft erahnen, dass sich die Windkrafträder ordentlich drehten, mit der Auslegung nach Westen. Das

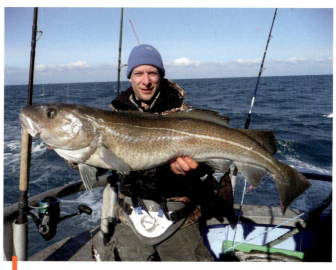

Im Norden Dänemarks geht's aufs Gelbe Riff. Dort sind die Dorsche am größten.

minderte die Stimmung und Lust auf Angeln deutlich, denn bei zu starken Winden aus West geht in Sachen Kutter und Riff gar nichts! Als wir dann mit dem ersten Tageslicht am Hafen in Hanstholm andockten, sah die Lage zum Glück wieder entspannter aus, und raus ging es, dem legendären Gelben Riff entgegen. Zugegeben, an die Dünung der Nordsee mussten sich einige andere Angler erst gewöhnen, aber als das erste Stopptuten des Kutters erklang, waren alle gespannt wie Schmidts Katze.

Kaum waren die Köder in der heißen Zone etwa 50 Meter unter dem Schiff, da fing der Spaß so richtig an. In nur einem Augenblick waren wirklich fast alle Ruten krumm! Und das waren keine Hänger am Wrack, sondern gute Fische am Band. Die Besatzung kam mit dem Gaffen gar nicht so schnell hinterher. An jenem schon lang entfernten Tag konnten wir viele Dorsche zwischen 10 und 20 Kilo fotografieren.

Die Dorsche sind am Gelben Riff immer noch zu fangen. Okay, Fische um die 20 Kilo sind seltener geworden, aber das Stückgewicht ist weiterhin prächtig. Viele Meeresangler machen sich das zunutze, verlegen ihren Urlaub von Norwegen nach Norddänemark und angeln vom Kutter oder eigenen Kleinboot gezielt auf Nordseedorsche. Die meisten Boote

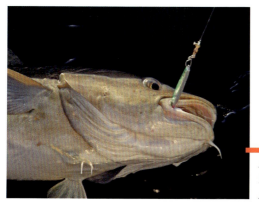

Am Gelben Riff kommen aufgrund starker Strömungen und größerer Tiefen eher schwere Pilker zum Einsatz.

starten dabei von Hanstholm und Hirtshals. Das Gelbe Riff ist wirklich immer ein Angelabenteuer wert.

Etwas weiter südlich, am Auslauf des Limfjordes bei Thyborøn, liegt die zweite Legende in der Nordsee: das Weiße Riff. Bei beiden Seegebieten handelt es sich um Unterwasserplateaus, die zur Seeseite schnell und tief abfallen. Die Plateaus sind in der Regel zwischen 40 und 90 Meter tief und bieten den Dorschen ein reich gedecktes Nahrungsangebot, alles was die gierigen Räuber begehren. Wieder ein Stück weiter südlich an der dänischen Nordseeküste zwischen dem Ringkøbingfjord und der Nordsee liegt die Kleinstadt Hvide Sande, ebenfalls mit Möglichkeiten vom Kutter und Kleinboot aus auf Dorsch zu punkten. Zu den Angelmethoden und Ködern gibt es in den Kapiteln »Köder-Knigge« und »Praxis« viele weitere Infos.

Strand-Dorsche

Vom Skagerrak am nördlichsten Punkt Dänemarks bis zur deutschen Grenze in Südjütland bei Tønder misst die dänische Nordseeküste etwa 400 Kilometer. Der südlichste Küstenabschnitt mit Chance auf Dorsch in der Brandung oder von der Mole beginnt bei Blåvand etwas oberhalb von Esbjerg. Je weiter in den Norden, desto besser werden die Fangaussichten, heißt die Devise an der dänischen Nordseeküste. Wobei es auch einige Leckerbissen auf der Strecke gen Norden gibt.

Das sind in der Regel die langen Molen und Steinbefestigungen, von deren Köpfen mit kurzen Würfen tiefes Wasser zu erreichen ist. Allerdings ist beim Molenangeln immer äußerste Vorsicht angesagt, denn mitunter überspülen große Wellen

den bis dahin trockenen Standpunkt. Bei zu starken westlichen Winden sollte das Projekt Molenangeln zur eigenen Sicherheit auf jeden Fall verschoben werden. Bei beständigem, ruhigem Wetter geht von Molen und Buhnen aber Einiges mit Natur- und Kunstködern (dazu auch Tipps in dem Kapitel »Köder-Knigge«).

Klar, die richtigen Brandungscracks kommen an der dänischen Nordseeküste auch auf ihre Kosten. Dazu sollten die Montagen aber erst ab der Höhe des Ringkøbingsfjords auf die Reise in die Fluten geschickt werden. Richtig gute Strecken zum Brandungsangeln finden sich ab dem Limfjord gen Norden.

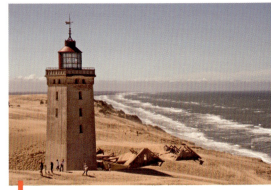

Westdänemark, hier bei Ruberg Knude im Norden, beeindruckt mit breiten Sandstränden. Bei auflandigem Wind sind schon schwere Bleie und robustes Brandungsbesteck angesagt, um die Köder weit in die Fluten zu befördern.

Um an den Stränden mit guten Fängen zu rechnen, ist oft sehr rustikales Gerät angesagt. Die Nordseeleoparden stehen nämlich auf ordentlich Bewegung im Wasser. Daher ist der Gang zur Küste bei westlichen Winden von 3 bis 6 Beaufort oft kein Zuckerschlecken und nichts für Weicheier. Lange kräftige Ruten ab vier

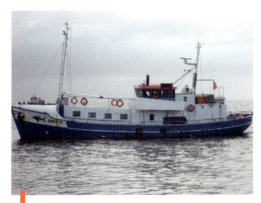

Von den Häfen Hanstholm und Hirtshals fahren Tages- und Mehrtageskutter wie die Orca H aufs Gelbe Riff.

Meter mit großen 8000er Stationärrollen, Schlagschnur und geflochtener Hauptschnur sind ein Muss, um Bleie zwischen 175 und 220 Gramm auf Weite zu bringen. Bei durch Wind und Gezeiten oft guter Strömung sind Krallenbleie im Gepäck von Nöten. Weitere Infos in den Kapiteln »Praxis« und »Köder-Knigge«.

Im Land des Käses

Die Niederlande locken ebenfalls mit ein paar schönen Nordseedorschen. Irrtümlicher Weise wird das Land von vielen Holland genannt. Dabei ist Holland nur der nordwestliche Teil der Niederlande. Die heimische Touristenindustrie vermarktet ihr Land allerdings ebenfalls und wohl kaum irrtümlicherweise als Holland. Wie auch immer ist das Land gerade an der Küste dicht besiedelt mit vielen großen Städten und Industrie. Der Hafen von Rotterdam war bis 2004 weltweit der

Mit dem Boot oder Kutter sind es schon ein paar Seemeilen, bis gute Angelgebiete zum Dorschfang angesteuert sind. Ist die Stelle erst einmal erreicht, sind schöne Dorsche an der Tagesordnung.

Größte, wurde aber von Shanghai abgelöst. Etwa die Hälfte der Niederlande liegt weniger als einen Meter über dem Meeresspiegel, ein Viertel sogar darunter. Das Land wird durch viele Deiche und große Wehranlagen vor Sturmfluten geschützt. Gouda, die bekannteste Käsesorte, macht den höchsten Exportteil der Niederlande aus.

Anglern werden eine ganze Menge an Fischen geboten – von Boot und Küste aus. Vor allem von den Kuttern und Kleinbooten werden jedes Jahr viele und auch gute Dorsche mit der Angel gefangen. Das Angeln in der Nordsee ist in den Niederlanden frei, für einige durch Wehranlagen abgetrennte Bereiche ist eine Extralizenz erforderlich.

Auf Zack am Wrack

Sebastians einziges Angelerlebnis in den Niederlanden hatte er vor Jahren auf der Insel Zeeland im Süden des Landes. Neben dem Uferangeln lag während seines Aufenthalts damals auch Wrackangeln auf Dorsch an für eine Reportage in einem deutschen Angelmagazin. Von der Osterschelde, einem eingedeichten Meeresarm, ging es den Bartelträgern auf der Nordsee

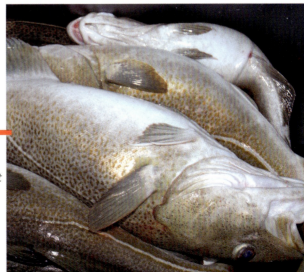

entgegen. Neben Pilkern und Gummifischen hatten viele der Angler auf dem Kutter Naturköder mit. Von Würmern über Hering, Krabben und Kalmar war wirklich alles dabei, fast schon wie wir es von den Briten kennen.

Der Kapitän steuerte ein Wrack einige Seemeilen von der Küste entfernt an. In Wassertiefen bis 45 Metern tauchten nach dem Stopp alle erdenklichen Köder ein. Mit seinem Pilker hatte Sebastian knapp über dem Wrack sofort Kontakt und die Rute bog sich mächtig gen See. Nach einigen Fluchten und Pumpen kam sein erster Niederland-Dorsch zum Vorschein. Ein schöner Fisch von sechs Kilo. Im Laufe des Tages folgten weitere.

Auch mit Naturködern hatten viele Angler Erfolg. Die Montagen waren dabei denkbar einfach. Über einem Blei gingen in Abständen von etwa einem Meter zwei kurze Mundschnüre mit größeren stabilen Haken ab. Der Vorteil der Montagen war, dass, wenn sich das Blei am Wrack verhakte und abriss, immer noch Fisch und Vorfach an die Oberfläche kamen.

Die beste Zeit, um in der niederländischen Nordsee den Dorschen nachzustellen, beginnt Mitte September und endet Anfang Juni. Während der Wintermonate sind die Chancen auf Schwergewichte bis zur 15-Kilo-Marke drin. Allerdings fallen viele Touren wegen Schietwetter aus. Bekannte Häfen für Kuttertouren sind Scheveningen, Den Helder, Den Oever, Harlingen und Holwerde. In vielen weiteren Häfen fahren ebenfalls Kutter den Dorschen entgegen. Mit Kleinbooten sind vor allem bei ruhigem Wetter im Herbst und Frühjahr gute Fänge möglich. Viele

Dorsche ziehen dann zum Fressen dichter an die Küste. Eine Möglichkeit, sein eigenes Boot zu slippen, findet man in jeder Marina oder jedem Hafen.

Mole & Küste

Dorsch heißt in der niederländischen Sprache »Kabeljauw« oder »Gul«. Das Küstenangeln auf die Nordseeleoparden läuft im späten Herbst, Winter und zeitigen Frühjahr am besten. Dann sind die Räuber unterwegs in den flacheren Uferzonen, um sich die Wampe voll zu schlagen.

Als Köder kommen ähnlich wie beim Wrackangeln sehr unterschiedliche Leckerlis zum Einsatz. Watt- und Seeringelwürmer sind klar immer mit dabei, aber auch Tiefseegarnelen, Krabben, Muscheln, Kalmar und Fischfetzen finden bei den Dorschen Gefallen.

Die meisten Strände an der Küste sind sandig und laufen relativ flach aus. Da sind weite Würfe gefragt. Wer keine geborene Wurfkanone ist, kann von den zahlreichen Molen, Wehren oder anderen Uferbefestigungen auch mit kürzeren Würfen schnell tiefes Wasser erreichen.

Gezielt nur auf Dorsch zu angeln ist an der niederländischen Küste gar nicht so einfach. Artenvielfalt bringt oft einige Überraschungen ans Tageslicht. Neben vielen Plattfischarten sind auch Wolfsbarsche und Wittlinge an der Tagesordnung. Mit Kunstködern geht in Sachen Dorsch natürlich auch was. Am aussichtsreichsten angeln Freunde des Spinnfischens von den Molenköpfen mit tiefem Wasser oder an den Wehranlagen mit ordentlich Strömung. Dazu gibt es Tipps und Infos in den Kapiteln »Köder-Knigge« und »Praxis«.

Island – das Dorsch-Mekka

Dorschangler bekommen feuchte Augen, wenn sie an Island denken. Kein Wunder, denn wohl kein anderes Revier weltweit kann eine solche spektakuläre Dorschangelei über die gesamte Saison bieten. Die Angler konzentrieren sich dabei auf den ältesten Teil der Insel: die Westfjorde. Aber auch im Südwesten regt sich etwas ...

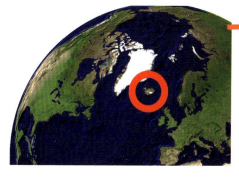

Island liegt mitten im nördlichen Nordatlantik – Grönland ist von einigen Punkten aus bei gutem Wetter bereits zu sehen ...

Islands. Die Westfjorde sind geologisch betrachtet der weit ältere Teil Islands. Nur eine schmale Landbrücke verbindet diesen zerfurchten Inselteil mit der Hauptinsel.

Sudureyri, Flateyri, Sudavik, Bolungarvik, Talknafjördur: Bei Namen, bei denen der normale Deutsche mit den Ohren wackelt, gerät der kundige Meeresangler ins Schwärmen. Sind das doch die kleinen Hafenorte in den berühmten Westfjorden

Obwohl die Westfjorde nur 10 Prozent der Landesfläche ausmachen, verfügen sie über 30 Prozent der gesamten Küstenlinie. Nirgendwo zeigt sich Island so herrlich zerfurcht wie dort in den Westfjorden. Also perfekt für uns Angler! Denn in den Fjorden dieser Region im Nordwesten Islands, vor allem im riesigen Eisfjord (Isfjordur), tummeln sich Dorsche über Dorsche. Der Bestand ist sehr gesund, alle Altersstufen sind vertreten – was auch für die ganz großen Fische gilt.

Das Problem vor Island ist nicht die Dorsche zu finden. Das Problem ist, an den kleinen bis mittelkleinen Dorschen irgendwie vorbei zu angeln. Denn wer nur damit beschäftigt ist, Kleinkram an die Oberfläche zu befördern, dem entgehen schlichtweg die Chancen, seinen Köder just dann anzubieten, wenn der Dickdorsch kommt. Mit klein sind jetzt übrigens keine 40er Ostseedorsche gemeint, sondern drei, vier Kilo schwere

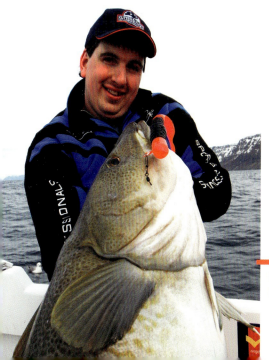

Mit solchen Dorschbrummern kann man vor Island jederzeit rechnen.

Bartelträger, für die jeder Kutterangler auf unserem kleinen baltischen Meer vor Freude ein Tänzchen veranstalten würde.

fischte er aber bereits im Eisfjord und an dessen Mündungsbereich.

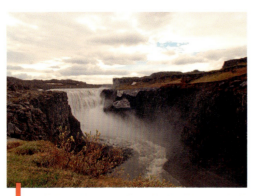
Im Inland bieten gigantische Wasserfälle spektakuläre Ausblicke.

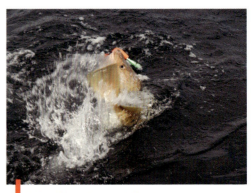
Islanddorsche sind für ihre Kampfkraft berühmt.

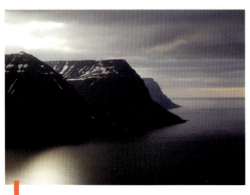
Die markanten Berge am Eisfjord.

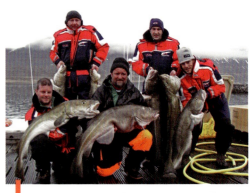
Tausende Angler besuchen jährlich Island – meist wegen der Dorsche.

Die Reviere der Westfjorde

Für den Angeltourismus sind die Gebiete bei Talknafjördur im Süden der Westfjorde und die Region um den Ausgang des Eisfjords weiter nördlich am besten erschlossen. Talknafjördur stand übrigens als erstes auf dem Erkundungsprogramm von Rainer Korn, als er sich auf der Pionierreise auf Island befand. Dort angelte er seine ersten Islanddorsche 2005 und bekam eine Ahnung davon, welches Fischreich sich dort auftat. Auf derselben Tour

Für alle Gebiete in den Westfjorden gilt: Große Tiefen müssen nicht befischt werden. Das meiste spielt sich in Tiefen um 30 bis 40 Meter ab. Selten geht es mal sehr viel tiefer als 50 Meter mit dem Köder. Da aber zum Teil starke Strömungen herrschen, ist doch schweres Gerät auf jeden Fall dabei zu haben. Also die übliche 30-Pfund-Garnitur, entsprechende Pilker und/oder Gummifische. Aber da kommen wir später noch zu. Überall, wo sich Strukturen am Grund finden, also Berge,

Rinnen und Kanten, stehen Dorsche – und das oft wirklich sprichwörtlich gestapelt.

Die Region Eisfjord

Viel Fisch. Vieeel Fisch! Eine kurze, aber sehr zutreffende Beschreibung dieses Reviers. Was sich bei meiner ersten Island-Tour schon andeutete, bestätigte auch mein zweiter Trip, der mich dieses Mal für zwei Wochen in den Isafjördur (Eisfjord) und seinen Ausgangsbereich brachte. Der Grund ist doch nahezu überall voll mit Barttelrägern in allen Größen. Unsere Angelei, übrigens zu 80 Prozent mit Gummifisch, nahm bisweilen so skurrile Züge an, dass wir versuchten, 10-pfündige Dorsche bereits am Grund (!) abzuschütteln, um den Köder wenigstens einmal etwas länger im heißen Bereich mit Chancen auf

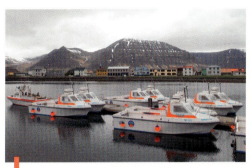

Die Leihboote in ganz Island genügen höchsten Ansprüchen und sind mit Funk ausgestattet.

Das Sand-Plateau

Kennzeichen und absoluter Hot Spot dieser Ecke ist der südliche Ausgang des Eisfjords. Dieses riesige Sand-Kies-Plateau, durchsetzt mit Fels- und Muschelriffen, bietet auf etlichen Quadratmeilen ein Fischen der Extra-Klasse (Karte Platz 1).

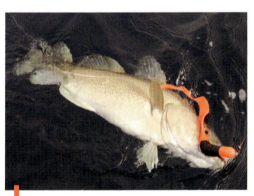

Riesen-Gummiköder sind die einzige Möglichkeit, an den »kleinen« Dorschen vorbei auf Großfisch zu angeln.

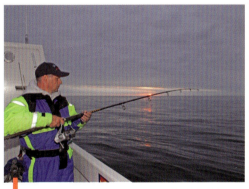

Praktisch: In der Saison ab Ende Mai wird es nachts nicht mehr richtig dunkel – eine sehr gute Angelzeit!

Dickfische halten zu können. Wir fischten mit Mega-Gummischwänzen und riesigen Einzelhaken, um möglichst wenig kleinere und mittlere Dorsche zu haken. Wir bewegten diese XXL-Köder sogar extra langsam, damit sich ja kein »Kleiner« aus Versehen aufspießte.

Hier fing Bernhard Mielitz (Skipper der MS »Rügenland«) auf einer seiner Island-trips zahlreiche Riesendorsche zwischen 40 und 61 Pfund, hier erbeutete der Kieler André Rossat seinen Mega-Flachmann von 350 Pfund.

Das Plateau ist im Schnitt zwischen 30 und 50 Metern tief, durchsetzt mit tiefen Löchern bis 60 Meter und einigen Unterwasserbergen bis 20 Meter. Es erstreckt sich auf über 12 Kilometern in der Länge und vier Kilometern in der Breite zur offenen See hin. Zudem reicht es bis an die Küste heran, wo es dann entsprechend flacher wird. Tief abfallende Kanten auf 100 und mehr Metern dicht unter Land, wie Sie es von Mittelnorwegen her kennen, werden Sie in den Westfjorden nicht finden. Die Region ist eher mit einigen Plätzen Nordnorwegens vergleichbar, wo sich zum Teil ganz ähnliche Strukturen finden.

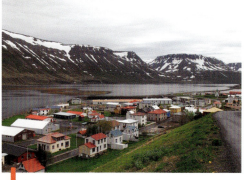

Der kleine Fischerort Sudureyri.

Viele Starts, ein Ziel

Dieses sicherlich vielseitigste und kapitalenträchtigste Revier der Westfjorde kann von verschiedenen Angelanlagen angesteuert werden. Am dichtesten dran liegen Sudureyri (Island ProFishing) und Bolungarvik (Andree's Angelreisen, Kingfisher Angelreisen). Vom Hafen benötigen die Charterboote gerade einmal 20 Minuten, um auf dem Plateau anzukommen.

Von Sudavik (Andree's Angelreisen) und Flateyri (Island ProFishing) sind es 45 Minuten. Allerdings liegen diese Anlagen in den Fjorden und damit für die meisten Windrichtungen geschützter als Sudureyri, dessen Mini-Meeresarm Sugandafjord bei Wind keine großen Versteckmöglichkeiten bietet. Wer bedingungslos auf Großfisch aus ist und dem zwei, drei Ausfalltage bei einer Reisewoche nichts ausmachen, der ist mit Sudureyri und Bolungarvik als Reiseziel sicherlich sehr gut beraten. Ich hatte dort im Frühjahr die beiden letzten Maiwochen gefischt und hatte

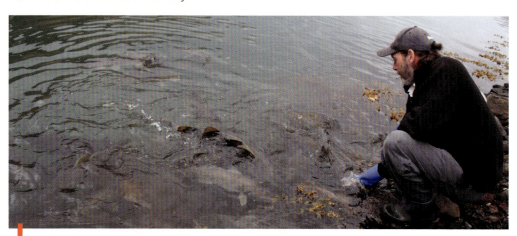

In einer abgetrennten Lagune bei Sudureyri hat ein Fischer Dorsche dazu abgerichtet, bei Klopfgeräuschen mit Steinen zum Ufer zu schwimmen und sogar aus der Hand zu fressen! Unbedingt einen Besuch abstatten – faszinierend!

der tiefen Fjordrinne in über 100 Metern von Angeltouristen gefangen.

Im geschützten Fjord von Flateyri wartet eine fantastische Angelei auf Klieschen und auch große Schellfischschwärme ziehen dort hinein. Direkt am Fjordausgang tummeln sich bereits die Dorsche – sogar Fische von über 60 Pfund wurden dort schon ins Boot geholt.

Flateyri

Der schmucke Fischerort Flateyri liegt mitten im größeren Önundarfjord – übrigens ein Kennzeichen einiger Orte in den Westfjorden, den Ort nicht am Hang zu bauen (Erdrutschgefahr!), sondern sozusagen mitten in den »Teich«. Auch bei Isafjördur, dem Hauptort und Flugzeug-Landeplatz der Westfjorde, ist das der Fall. Der Fjord von Flateyri ist im Schnitt um 20 Meter tief und besteht aus reinem Sand. Im hinteren Teil sind bei Ebbe zahlreiche ausgedehnte Sandbänke zu sehen – Vorsicht ist also geboten beim Befahren dieses Bereiches.

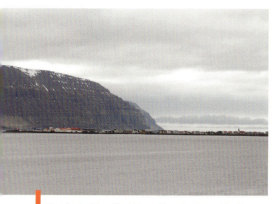

Typisch für die Westfjorde: Der Fischerort Flateyri wurde mitten in den Fjord auf einer Landzunge platziert.

nicht einen einzigen kompletten Ausfalltag – aber das war sicherlich auch ein wenig Glückssache.

Vor Sudavik im Eisfjord liegen noch viele interessante Ecken, beispielsweise für Steinbeißer. Sogar die heiß begehrten Gefleckten werden dort regelmäßig an

Wie schon oben erwähnt, bietet der Fjord eine exzellente Angelei auf Plattfisch und Schellfisch. Am Fjordausgang Richtung Norden (Richtung Eisfjord) ragt die Bergnase Saudanes ins Meer hinein (Platz 2). An ihrer Spitze läuft der Grund im Meer zackig und sehr strukturiert aus. Top für Steinbeißer, allerdings auch sehr hängerträchtig. Und dann befinden Sie sich auch bereits am Anfang des verheißungsvollen Plateaus. Direkt am Hafen befinden sich zweckmäßige Unterkünfte. Auch ein deutscher Service-Betreuer lebt in der Saison vor Ort. In einem Supermarkt kann alles Nötige gekauft werden; bei Sonderwünschen hilft der Betreuer weiter.

So verheißungsvolle Dorschanzeigen präsentieren die Fischfinder an sehr vielen Plätzen ...

Sudureyri

Der gemütliche 170-Seelen-Ort, in dem die Fischfabrik größter Arbeitgeber ist, liegt geschützt zwischen Bergrücken in dem kurzen Sugandafjord. Zwar erstreckt sich der schmale Fjord noch etwas tiefer ins Inland hinein, kann jedoch ab dem Ort nicht mehr mit einem Motorboot befahren werden, es sei denn, Sie haben zu viel Geld übrig und möchten das gern in kaputt gefahrene Propeller investieren!

Vor dem alten Hafen, von dem lediglich noch die Kaimauer übrig ist (Platz 3, Top-Platz für Klieschen!), am Fjordausgang, erstreckt sich eine größere, um die 15 Meter flache Sandbucht, die bereits ein lohnenswertes Heilbuttgebiet darstellt (Platz 4). Dort, wo Bewuchs sich breit macht, ziehen auch schon die ersten Schwärme kleinerer Dorsche umher. Nach Südwesten geht's zur Bergnase Saudanes (siehe Flateyri, Platz 2), nach Westen zum westlichen Ende des Sandplateaus und

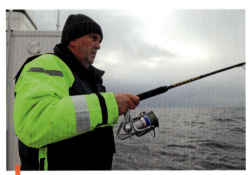

Mit stabilen (!) und größeren Stationär-rollen an schweren Spinnruten macht das Islandangeln am meisten Spaß.

nach Norden zum Ausgang des Eisfjords. Auf dem Weg dorthin passieren Sie einen gelben Leuchtturm und eine davor liegende kleine Bucht (Platz 5).

Vom Fjordausgang an dieser gesamten Kante entlang auf 10 bis 20 Meter werden immer wieder Heilbutte gehakt und gelandet – und nicht mal kleine! Diese Plätze dicht unter Land sind den einheimischen Fischern bereits seit vielen Jahrzehnten als Top-Buttplätze bekannt und es existieren zahlreiche alte Schwarzweiß-Fotografien aus dieser Zeit, die stolze Fischer mit ihren großen Butt-Tischplatten zeigen. Also nicht gleich zu tief angeln, sondern immer wieder mal diese Uferkante, die größtenteils sehr stark bewachsen und felsig ist, mit Kunstködern, am besten Gummifischen, abangeln, bevor es weiter hinaus geht.

Hinter dem Leuchtturm Richtung Norden öffnet sich eine weitere, größere Bucht, Skálavik (Platz 6). Sie ist größtenteils sandig, mit zum Teil kräftigen Bewuchs und einigen Felsen und um die 15 bis 20 Meter tief. An ihrem Ausgang liegt ein sehr gutes Steinbeißerrevier (20 bis 35 Meter), auch große Heilbutte gehen dort immer wieder an die Haken und Dorsch sowieso.

Etwas weiter nach Norden gelangen wir nun bereits in den Eisfjord und an die Ostkante des Sandplateaus. Hier fällt der Grund zur Fjordmitte hin etwas steiler ab, auf der Seekarte erkennbar an den dicht beieinander liegenden Tiefenlinien (Platz 7). Auch hier ziehen immer wieder kapitale Dorsche entlang – immer auf der Suche nach Beute.

Der Rand des Plateaus erstreckt sich von dort einige Meilen nach Nordwesten, bevor er einen Knick nach Süden beschreibt. Diese gesamte Region, fast vom Ufer bis über den Rand des Plateaus hinaus, kann man nur als absolut spitzenmäßiges Revier beschreiben, das einzigartige Angelerlebnisse garantiert (Platz 1). Oft herrscht dort starker Tidestrom, der meist Ködergewichte zwischen 200 und 400 Gramm verlangt, obwohl kaum unter 50 Metern Tiefe geangelt wird. Wir haben allerdings auch sehr ruhige Tage mit Null Strom erlebt, an denen die Angelei so lange nicht gut ausfiel, bis wieder Strom einsetzte. Sobald Bewegung ins Wasser kommt, durch Wind und/oder Tidestrom, steigt auch die Beißlust der Dorsche sofort wieder auf volle Stärke. Die Gebiete, in denen Rainer auf seiner ersten Islandreise die Unmengen an Dorschen fing und seine Angelrute verlor (!), sind auf der Karte die Plätze 8 und 9.

Die Vogelinsel

Wer einmal etwas Besonderes erleben möchte, sollte einen Besuch auf der Vogelinsel Vigur unternehmen. Über 3.000 Eiderenten brüten dort, Unmengen von Papageientauchern bevölkern diese für isländische Verhältnisse ungewöhnlich grüne und sanfte Insel. Dort lebt eine Familie, die auch ein kleines Café betreibt, das hauptsächlich von Touristen aus Isafjördur per »Wasserbus« besucht wird. Die Stimmung auf Vigur ist einzigartig und wer mehr von Island erleben möchte, der sollte sich einen Besuch dieser ungewöhnlichen Insel keinesfalls entgehen lassen.

Talknafjördur

Dieser Ort liegt etwas weiter südlich als die übrigen Westfjord-Reviere. Im gleichnamigen, rund 15 Kilometer langen Fjord lassen sich während der Saison viele Dorsche fangen. Im Frühjahr tauchen die größten Exemplare auf, auch wenn die Kapitalen jenseits der 20 Kilo hier

selten sind. Dafür gibt's eine Unmenge an Fischen in der 10-Kilo-Klasse. Später im Jahr tummeln sich sehr viele Dorsche

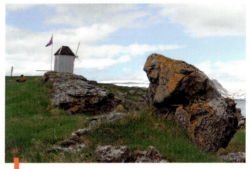

Vigur: Die Vogelinsel inmitten des Eisfjords ist Heimat der einzigen isländischen Windmühle.

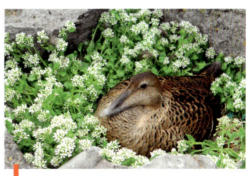

3.000 Eiderenten brüten auf Vigur – ihre kostbaren Daunen bilden den Haupterwerb der Inselbewohner.

der 5-Kilo-Klasse im gesamten Fjord, die größeren Exemplare beißen dann hauptsächlich vor der Fjordmündung im offenen Wasser – und das am besten nachts (wird ja nicht richtig dunkel ...).

Der Fjord liegt gut geschützt, so dass selbst bei härterem Wetter meist noch gefischt werden kann. Der 300-Seelen-Ort ist ein typischer isländischer Fischerort, in dem die Angler in gemütlichen Ferienhäusern untergebracht sind. Toll die heißen Quellen am Berghang mit offenen Becken mit bis zu 42 Grad heißem Wasser. Klasse zum Entspannen nach einem langen, kräftezeh-

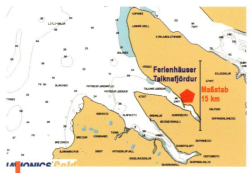

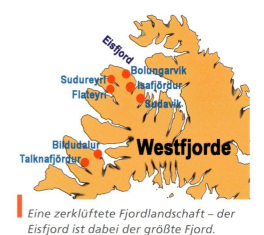

Eine zerklüftete Fjordlandschaft – der Eisfjord ist dabei der größte Fjord.

Das Revier Talknafjördur glänzt mit einer anglerfreundlichen Bodenstruktur.

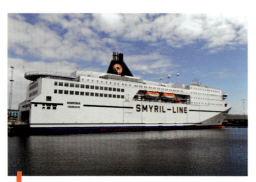

Das Fährschiff MS »Norröna« startet im dänischen Hirtshals und legt auf der Ostseite Islands an. Eine tolle, dreitägige Schiffsreise mit Zwischenstopp auf den Färöer.

renden Angeltag. Und das kostenlos! Angelurlaub in Talknafjördur wird von Andree's Angelreisen und Kingfisher Angelreisen angeboten.

Akranes

Bis 2013 spielte sich das Angeln auf Island in den Westfjorden im Nordwesten der Insel ab. In 2014 kommt ein neues Reiseziel hinzu. Und das gleich bei der Hauptstadt Reykjavik im Südwesten der Insel. Das Revier bei Akranes ist sehr vielfältig: Flachwasser, Schären, offener Atlantik, tiefes Wasser bis hin zum Fischen im geschützten Fjord ist alles möglich und die Fahrzeiten zu diesen Plätzen fallen kurz aus. Dorsch, Steinbeißer, Seelachs, Scholle, Leng, Lumb und Rotbarsche sind die Hauptfische. Die Fische können selbst verwertet werden. 20 Kilo an Filets dürfen mit nach Hause genommen werden.

In der Saison 2014 wird noch ein Hostel als Unterkunft dienen, ab 2015 sollen dann neue, moderne Ferienhäuser bereit stehen. Der isländische Ansprechpartner

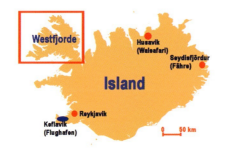

Islands Hauptangelrevier befindet sich im ältesten Inselteil: den Westfjorden.

vor Ort, Magnus, spricht Deutsch und kümmert sich um seine Gäste. Zur Verfügung steht ein acht Meter langes Innenborder-Boot mit Dieselantrieb und der landestypischen umfangreichen Ausrüstung. Auch Guiding wird angeboten. Zu buchen ist das neue Revier bei Akranes Adventure Tours aus Burglengenfeld (siehe Reise-Anbieter Island). Dieses Revier haben die Autoren noch nicht besucht, die Angaben sind Infos des Veranstalters, da erst in 2014 erste Buchungen getätigt werden können.

Reise-Anbieter Island

Island ProFishing Tel. (040) 286 687 14
www.islandprofishing.de

Angelreisen Hamburg
Tel. (040) 736 05 70
www.angelreisen.de

Andree's Angelreisen
Tel. (06127) 8011
www.andrees-angelreisen.de

Kingfisher Angelreisen
Tel. (0261) 915 540
www.kingfisher.de

Sportreisen Teltow
Tel. (06198) 588 69 39
www.angelreisen-teltow.de

Angelreisen Kienitz & Noelte
Tel. (030) 672 36 33
www.angelreisen-k-n.de

Nordatlantik-Tours
Tel. (040) 559 41 73
www.weltweit-angeln.de

Akranes Adventure Tours
Tel. (09471) 605 62 64
www.akranes.de

Die Angelplätze im und vorm Eisfjord im Einzelnen.

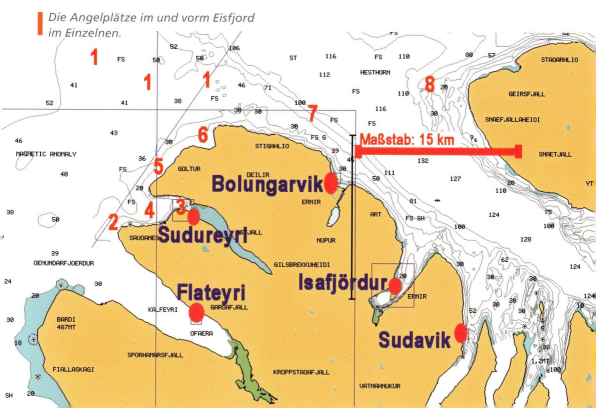

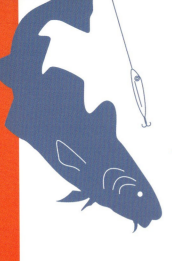

Von der Küste in die Küche

Lecker, Dorsch!

Dorsch gilt zu Recht als ein perfekter Gast in der Küche, allerdings nicht auf dem Stuhl, sondern auf dem Teller! Wie Sie ein lupenreines Filet schneiden, zeigt Fischküchen-Meister Michael Quack. Dazu ein paar lecker, lecker Rezepte von Fischfan Rainer Korn.

Filetieren

Dorschfilets zählen ohne Frage zum Edelsten, was Fisch in der Küche zu bieten hat. Zwar bedarf es ein wenig Übung, bis man von Fisch zu Fisch zuverlässig sauber geschnittene Filets erhält. Aber wirklich schwierig ist das überhaupt nicht.

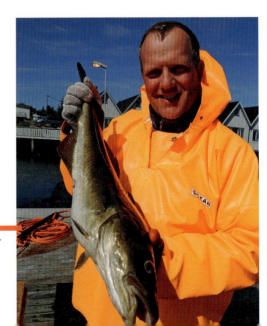

Da isses ja, das Objekt der Begierde. An der Klinge: Michael Quack.

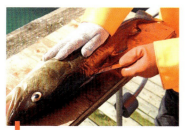

Erst einmal vom Kopf her an der Fischmitte Richtung Schwanzflosse entlangschneiden. Der Fisch muss dabei nicht ausgenommen sein.

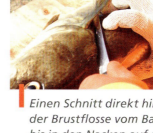

Einen Schnitt direkt hinter der Brustflosse vom Bauch bis in den Nacken auf die Mittelgräte führen.

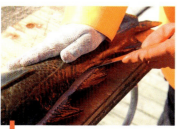

Dabei immer sauber parallel auf der Mittelgräte entlangfahren.

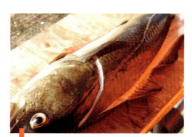

So sollte das jetzt auch bei Ihnen aussehen.

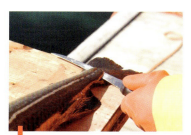

Bis zum Schwanz weiter schneiden.

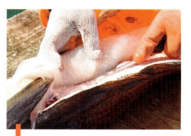

Nun mit der parallel geführten Klinge den Bauchlappen von den Bauchgräten abheben. Achtern war das Filet ja bereits abgetrennt.

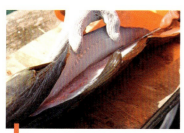

Hinter der Bauchhöhle das erste Filet abheben.

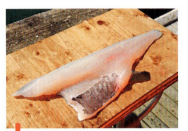

Falls es noch irgendwo an einem Fetzen hängt, alles durchschneiden, so dass eine Filethälfte abgenommen werden kann. Mit der anderen Fischseite genauso verfahren.

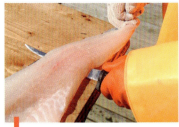

Die Messerschneide sollte länger sein als das Filet breit!

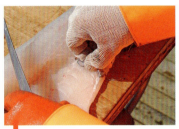

Die dunkle Innenbauchhaut entfernen.

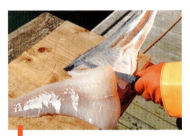

Das Filet am Ende immer gut festhalten, dann gelingt das Häuten problemloser.

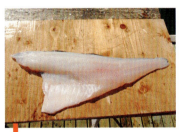

Schier glänzt das frische Filet im Sonnenlicht.

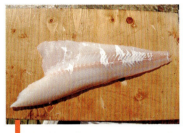

Fertig gehäutet, aber noch nicht ganz fertig! Übrigens: Dorschfilets lassen sich auch sehr gut auf der Haut braten; das Filet bleibt dann saftiger. Erst wenn der Fisch schon fast durch ist, auf der hautlosen Seite noch etwas Farbe annehmen lassen – das reicht.

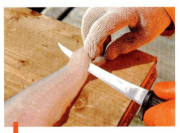

Von hinten nun mit dem schräg gestellten Messer auf der Haut nach vorn ziehen.

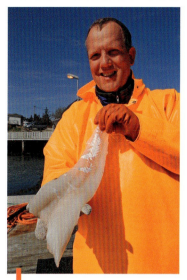

Nun geht's den letzten Gräten mit dem V-Schnitt an die Spitzen. Dazu ungefähr einen Fingerbreit (hängt von der Fischgröße ab!) rechts und links des mittleren Grätenstranges V-förmig einschneiden.

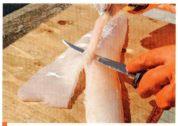

Dort aufhören, wo Sie keine Gräten mehr spüren und das Stück abschneiden. Haben Sie eine Katze? Dann schneiden Sie dieses Teil klein und verfüttern es; sie wird es Ihnen danken.

Michael präsentiert ein pfannenfertiges Filet vom Dorsch.

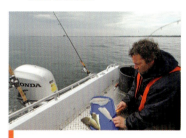

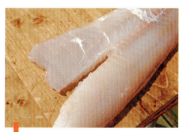

So sieht das Filet nach gelungenem V-Schnitt aus.

Bei ruhiger See kann der geübte Filetierer auch schon an Bord seine Arbeit zwischendurch erledigen.

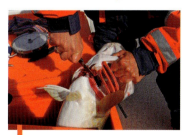

Gewöhnen Sie sich an, alle Dorsche (auch andere Fische) mit dem Kehlschnitt ordentlich ausbluten zu lassen. So bekommen Sie strahlend weiße Filets ohne hässliche Blutflecken.

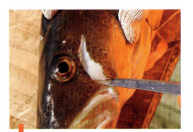

Mit einem scharfen Messer dort am Kiemendeckel einschneiden, wo es weich ist – das ist das Backenfleisch.

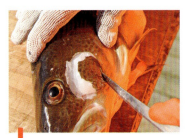

Einen Kreis bis unten zum Knochen schneiden.

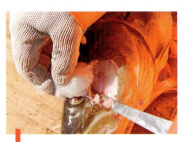

Jetzt die Backe unten abtrennen.

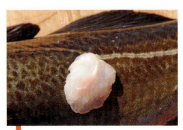

Das Stück kann auf der Haut gar gebraten werden oder: Bäckchen häuten und in Butter braten, bis es Farbe annimmt.

Dorschbäckchen

Eine Delikatesse für Feinschmecker sind die Bäckchen des Dorsches. Das Herausschneiden lohnt sich bei Fischen ab etwa drei Kilo.

Die Dorschzunge

Ebenfalls eine Delikatesse, die beim Fischer teuer zu kaufen ist! Die meisten Angler werfen es mit den Resten weg. In Norwegen verdienen sich Kinder bis 16 Jahren ein ordentliches Taschengeld mit dem Herausschneiden der Dorschzungen. Wer die 16 Lenze erreicht hat, darf nach alter Tradition nicht mehr am profitablen Zungen-Geschäft teilnehmen.

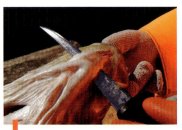

Genaugenommen ist es nicht die (harte) Dorschzunge, sondern der unter der Zunge liegende, weiche Bereich, der herausgeschnitten wird. Dafür den (Fisch-)Kopf etwas überstrecken und die Klinge wie gezeigt durchführen.

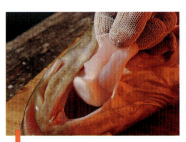

Den hinteren Teil noch dran lassen. Dann sieht's so aus.

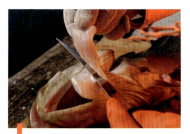

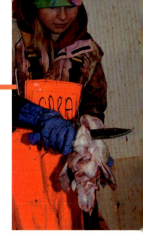

Jetzt die »Zunge« festhalten (geht am besten mit dem Filetierhandschuh) und am Ansatz abschneiden.

Norwegische Tradition an den Küsten: Kinder bis 16 Jahre schneiden die Dorschzungen heraus und verdienen sich ein reichliches Taschengeld damit!

Rainers Fischsuppe

für 4 Personen

Eigentlich ist diese Fischsuppe eine (fast) klassische Fischsuppe, wie sie früher üblich war. Doch heute in Zeiten, in denen Schnelligkeit und Bequemlichkeit leider oft vor den echten Genuss gestellt werden, findet man sie kaum noch. Selbst teure Fischrestaurants servieren oft Fischsuppen aus Instantprodukten. Die »echte« Fischsuppe macht Mühe – keine Frage – aber eine Mühe, die sich für mich mehr als lohnt, wenn ich das Endprodukt auf der Zunge spüre …

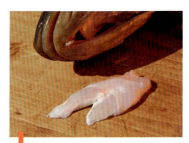

Voilá, da liegt sie schon, unsere – pardon – die Dorschzunge.

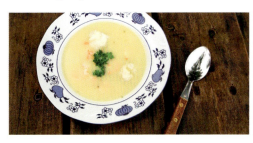

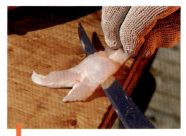

Von der schmalen Seite her häuten wie die normale Haut.

Zutaten
2 kg Karkassen von Seefisch (am besten gemischt); ich bevorzuge nur die Köpfe
0,5 l Weißwein (trocken oder halbtrocken)
2 l Wasser
Suppengemüse (Sellerieknolle, Möhren, Porree)
2 Zehen Knoblauch

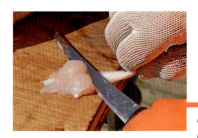

Bis zum Schluss durchziehen und Sie halten eine absolute Delikatesse in den Händen, die gebraten wird. Servier-Tipp: in Butter gebratene Dorschzungen, auf frisch geröstetem Toast mit zerlaufener, gesalzener Butter und Salatblatt als Unterlage. Ein Gedicht!

Drei Handvoll Schalen von Grönland-
oder Nordseegarnelen
800 g klein gewürfeltes, gemischtes
Dorschfilet
Garnelen
Salz
Pfeffer
Zucker
200 g Butter
4 EL Mehl
frische Petersilie

Zubereitung

Die Karkassen (Fischmittelgräte, Kopf
– also das, was beim Filetieren übrig
bleibt, außer den Eingeweiden), die
Garnelenschalen und den Knoblauch in
einem großen Topf in 75 Gramm Butter
etwa drei Minuten lang anschwitzen. Ich
nehme übrigens nur die Köpfe, aus denen
unbedingt die Kiemen herausgeschnitten werden müssen (der Sud schmeckt
sonst bitter)! Mit dem Wein ablöschen
und kurze Zeit später das Wasser sowie
das Suppengemüse zugeben.

Salzen, pfeffern, etwas Zucker hinein
geben, aufkochen und 20 Minuten
köcheln lassen. Eiweißschaum von der
Oberfläche mit einem Schöpflöffel abneh-
men. Den Sud abschmecken und Gewürze
je nach Geschmack dazu geben. Jetzt
können eigene Geschmacks-Kreationen
versucht werden. Wer's scharf mag, würzt
zum Beispiel mit Chili; Fans asiatischer
Küche können bereits beim Ablöschen
vor dem Wein Sojasauce verwenden.

Den Sud durch ein Sieb und Passiertuch
geben und auffangen, die ausgekochten
Karkassen, das Suppengemüse sowie die
eventuell verwendeten Garnelenschalen

wegwerfen. 125 Gramm Butter in einem
Topf erhitzen, bis sie flüssig ist. Vier Ess-
löffel Mehl dazu geben und schon während der Zugabe mit einem Schneebesen
mit der Butter verrühren. Jetzt am besten
(und kraftsparendsten) ein Handrührgerät
einsetzen und Suppenkelle für Suppenkelle den Fischsud in die Mehlschwitze
geben. Dabei immer gut durchmixen,
damit's keine Mehlklümpchen gibt!

Wenn der Sud eingerührt worden ist,
das Ganze aufkochen und vier Minuten
köcheln lassen. Abschmecken und nach
Geschmack würzen. Die Fischwürfel und
Garnelen dazu geben und im heißen (nicht
mehr kochenden) Sud 10 Minuten ziehen lassen. Jetzt kann die Suppe serviert
werden. Eine Fischsuppe schmeckt mir
allerdings am besten, wenn sie eine Nacht
lang bei Zimmertemperatur ziehen kann.
Am nächsten Tag ist sie wirklich perfekt!

Dorschfilet mit Auberginen-mousse
für 4 Personen

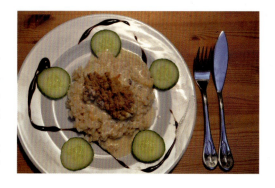

Zutaten
400 ml Kokosmilch
600 g Dorschfilet
Olivenöl
Bratfischsalz
Für die Auberginenmousse:

2 Auberginen
1 Zehe Knoblauch
1 Handvoll sehr fein gehackte Walnüsse
100 g Frischkäse natur
1 TL Olivenöl
Salz, brauner Zucker, Safran, Chili

Zubereitung

Auberginen mit einem Schaschlikspieß Loch an Loch perforieren, anschließend bei 200°C im Backofen 20 Minuten garen; Fleisch mit einem Löffel herausnehmen und mit dem gepressten Knoblauch, den Walnüssen und dem Frischkäse pürieren, würzen und abschmecken; kühl stellen. Dorsch in handtellergroße Stücke schneiden, mit Fischbratsalz würzen und in Olivenöl kurz von beiden Seiten scharf anbraten. In einer gefetteten Auflaufform verteilen, die Mousse auf dem Fisch reichlich gleichmäßig verteilen. Die Kokosmilch mit dem Safran verquirlen und mit in die Form gießen – die Mousse sollte nicht bedeckt werden! 15 bis 20 Minuten bei 200°C in den Backofen. Dazu passt Zitronenbutter-Naturreis.

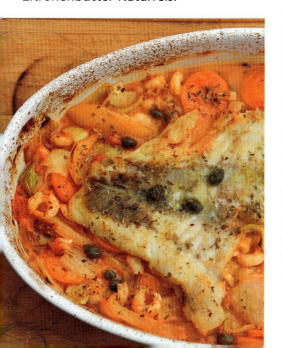

Dorsch al forno
für 4 Personen

Zutaten
600 g Filet großer Dorsche, gehäutet
6 kleine Strauchtomaten
1 rote Paprika
1 gelbe Paprika
2 Möhren
1 Gemüsezwiebel
1 Porree
1 Handvoll Kapern
1 Handvoll Garnelen
5 Zehen Knoblauch
400 ml passierte Tomaten
200 ml Kokosmilch
1 EL Kräuterfrischkäse
1 EL Oregano
1 Spritzer Spritzer Tabasco oder Hot Pepper
1 EL Butter
Olivenöl, Salz, weißer Pfeffer

Zubereitung

Ganze Dorschfilets in Butter kurz scharf anbraten. Der Fisch sollte noch nicht durch sein. Zur Seite stellen. Zwiebeln in Öl anbraten, die klein geschnittene Paprika, Möhren und den Porree dazu geben; später den in Scheiben geschnittenen Knoblauch, die Kapern und die gewürfelten Tomaten mitbraten.

In der Zwischenzeit eine Sauce aus passierten Tomaten, Kokosmilch, Frischkäse, dem Oregano und den Gewürzen anrühren und abschmecken. Gemüse und die Garnelen in eine Auflaufform füllen und verteilen; Dorschfilets darauf legen und die kalte Sauce angießen. Im vorgeheizten Backofen bei 220°C etwa 15 bis 20 Minuten backen. Dazu passen Pellkartoffeln.

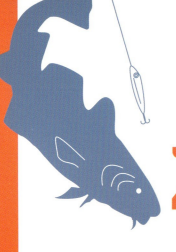

Zu guter Letzt

Dorsch am Limit: Regeln und Gesetze

In vielen Meeren ist der Bestand an frei lebenden Fischarten stark gefährdet. Einige Arten stehen sogar mittlerweile auf der Roten Liste und sind vom Aussterben bedroht. Auch der Bestand an Dorschen hat in den letzten Jahrzehnten deutlich gelitten. Gerade in den kleineren Meeren wie der Ostsee wirkt sich das am schnellsten aus. Oft sind dabei wirtschaftliche Interessen stärker, als die Bestrebungen, die abnehmenden Bestände tatsächlich zu schonen. Das beste Beispiel

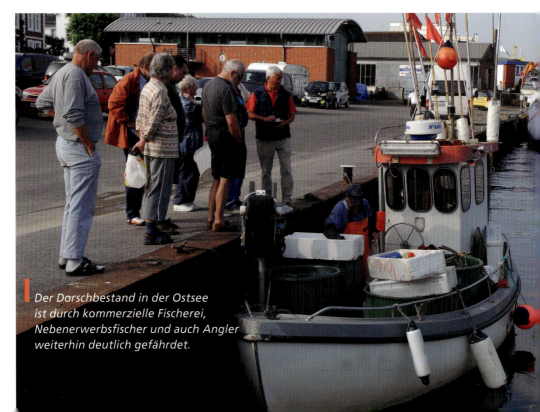

Der Dorschbestand in der Ostsee ist durch kommerzielle Fischerei, Nebenerwerbsfischer und auch Angler weiterhin deutlich gefährdet.

bietet weiterhin die Ostsee. Durch die hohe kommerzielle Überfischung von 1980 bis Anfang 2000 wurden ökologische Schutzzonen eingerichtet. In diesen Schutzzonen ist der allgemeine Fischfang während der Laichzeit verboten. Alles schön und gut, schauen wir uns die sogenannten marinen Schutzgebiete mal genauer an. Ob in der Östlichen oder Westlichen Ostsee liegen alle drei der größeren für den Fischfang gesperrten Seegebiete annähernd an den tatsächlichen Laichgebieten. In der Praxis heißt das, Fischer, Angler und wer sonst noch will, können direkt neben den marinen Schutzgebieten in den Laichgründen der Dorsche ordentlich zuschlagen: Prost Mahlzeit! Damit gehen die Dorschbestände in der Ostsee mittelfristig nahe Null und wir können uns dann in naher Zukunft, sagen wir mal 2025, freuen einen Dorsch als Exot auf der Ostsee zu fischen!

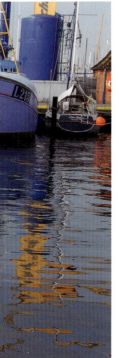

In den großen Meeren ist eine genauere Kontrolle von Quoten und Entnahme der gefangenen Fische sehr schwierig. Ein gutes Beispiel gibt die Barentssee und der nördliche Nordatlantik. Jedes Jahr kommt es immer wieder zu Auseinandersetzungen zwischen großen Fischtrawlern aus verschiedenen Ländern mit den zuständigen Regierungen oder Umweltorganisationen. Gesetzt den Fall die Trawler werden »erwischt« und dingfest gemacht, liegen die Boote für zwei, drei Wochen an der Kette in irgendeinem Hafen und können dann nach »Absitzen ihrer Strafe« wieder die gleiche Nummer auf See durchziehen. Mit Sicherheit leidet bei solchen Machenschaften nur einer: und das sind die Fische. Es gibt schon seit längerem Pläne und Bemühungen zur Umsetzung für einen kontrollierten Fischfang weltweit, also auch in den Meeren, in denen die Dorsche rumpaddeln. Problem bei der Umsetzung ist ein sehr großes und aufwändiges System, was zum Beispiel beinhaltet, dass die Fischtrawler bestimmte Kennungen und Sender mit auf See bekommen. Bisweilen finden sich immer wieder Nischen, solche Pläne zu umgehen und weiterhin gnadenlos in den verbliebenen Wildbeständen große Schäden anzurichten. Da ist nur zu hoffen, dass in absehbarer Zeit was zum Wohl der Fischbestände durchgesetzt wird.

Frontal-Schäden

Wir Meeresangler können untereinander natürlich die klassischen schon erwähnten Argumente äußern: Der Dorsch-Bestand ist durch Überfischung gefährdet und die EU-Regulierungen sind nur zum Wohl der Wirtschaft gemacht. Klar, stimmt auch, aber das sind nur zwei Gründe, worum es den Dorschen schlechter geht. Ganz ehrlich, wenn wir uns die Fischkisten der Kleinboote in den Marinas an der Ostsee am Samstagabend nach den Angeltouren ansehen, sind wir oft entsetzt. Nicht, dass da zwei Angler mit über 30 Dorschen reinkommen, sondern über die Größe der Fische. Da wird wirklich jeder gerade mal maßige Fisch massakriert. Was soll denn das, bitte sehr? Wenn die Fische gut beißen, reicht es ja auch, mit 15 guten Dorschen reinzukommen und die anderen 15 kleineren wieder schwimmen zu lassen. Die Dorsche in der Ostsee sind in der Regel erst zwischen 42 und 45 Zentimetern geschlechtsreif, in der Nordsee zwischen 45 und 50 Zentimetern und im Nordatlantik zwischen 48 und 55 Zentimetern. Zurück zu unseren beiden Anglern vom Kleinboot in der Ostsee. 15 ihrer erbeuteten Dorsche mit um die 38 Zentimeter (Mindestmaß in der Ostsee) hatten keine Chance, auch nur einmal

zu laichen! Nun mal leicht übertrieben, gibt es in jeder Marina sagen wir mal 10 Boote, die einmal am Wochenende Dorsche angeln. Das wären pro Marina schon mal 150 nicht laichreife Fische weniger. Wenn wir uns an der Küste in Schleswig-Holstein umschauen, gibt es sagen wir mal 50 Marinas oder Häfen mit 10 Angelbooten. Multipliziert man die Zahl mit den Fischen, kommen wir auf 7.500 Dorsche innerhalb einer

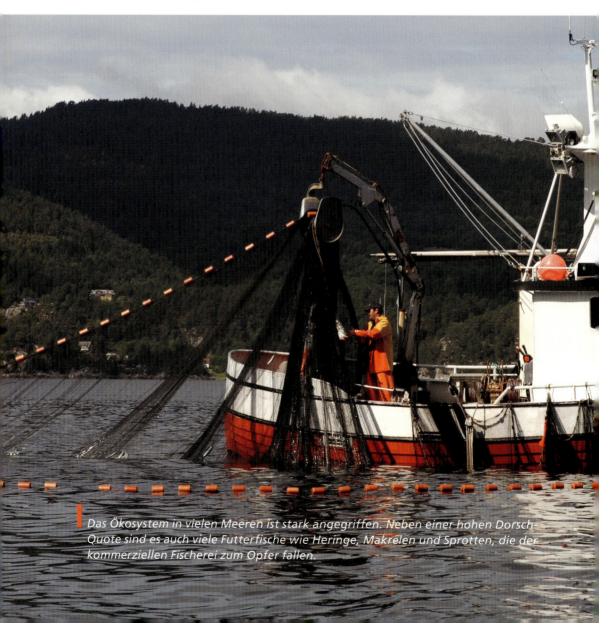

Das Ökosystem in vielen Meeren ist stark angegriffen. Neben einer hohen Dorsch-Quote sind es auch viele Futterfische wie Heringe, Makrelen und Sprotten, die der kommerziellen Fischerei zum Opfer fallen.

Woche. Wohl bemerkt alles Fische, die auf Grund ihrer Biologie noch nie die Möglichkeit hatten abzulaichen. Wie viele Fische das letztlich im Jahr sind plus Meckpoms Anglerbeute und die aus den anderen Anrainerländern ersparen wir uns hier. Dazu kommen noch alle gefangenen Kutterdorsche! Ein Aufwiegen der Beute mit Sprüchen »Wir Angler fangen ja nur ein paar Dorsche« und »Schuld sind die anderen«

verschiebt das eigentliche Problem. Klar, auch die Quoten der Berufs- und Nebenerwerbsfischer sind relativ hoch, zudem viel Dorsche noch so unter der Hand verhökert werden. Für einen besseren Bestand und tatsächlich nachhaltige Fischerei sollten sich allerdings alle Betroffenen an einen runden Tisch setzen, anstatt sich gegenseitig ans Bein zu pinkeln.

Das Maß aller Dinge

In Rahmen seines Jobs als Angelcoach ist Sebastian Rose in den letzten Jahren viel in den skandinavischen Ländern unterwegs. Die meisten Angelcoachings bringen ihm und den Kunden viel Spaß. Neben guten Fischen und viel Praxis auf dem Meer gibt Sebastian auch regelmäßig Infos über Biologie, Bestand, Ausfuhrbestimmungen und mehr. Einige zum Glück wenige Unbelehrbare sind leider immer wieder dazwischen. Im Folgenden zwei kurze Erlebnisse aus Norwegen dazu. Bei einem wöchentlichen Coaching im späten Frühjahr mit vier Personen stand Dorsch-Angeln ganz oben mit auf dem Programm. Das lief auch richtig gut, mit leichten Gerät und Gummifisch konnten seine Kunden schöne Nordatlantik-Räuber drillen, inklusive kreischender Bremse und krummer Rute, also einfach geil! Einer der Teilnehmer allerdings erzählte lautstark jedes Mal bei einem Fisch, wie viele Kilo Filet da am Haken hingen und wie viele Beutelchen das in seiner Gefrierbox bringt. Nach etwa einer Stunde platzte Sebastian der Kragen und er entgegnete dem Angler unwirsch, dass sie hier keinesfalls Beutelchen angeln! Nachdem er daraufhin beschimpft wurde, er wäre ja eh' nur da, um ihn an den Fisch zu bringen, war Ende im Gelände. Er bekam die

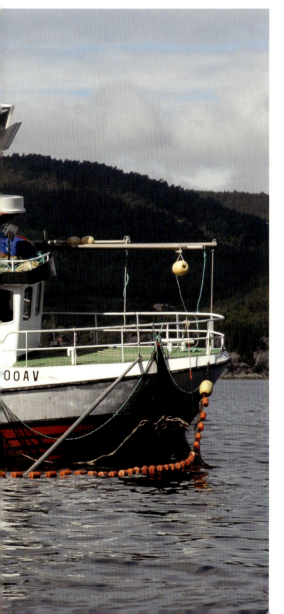

Option entweder auf einer der Schären zu warten, bis Sebastian mit seinen drei netten Kollegen fertig geangelt hatte oder Geld zurück und ab nach Haus. Nach einer längeren Pause des Schweigens konnte sich auch dieser Angler wieder auf sein Hobby besinnen und im weiteren Verlauf auch der Kreatur Fisch mit Respekt begegnen.

Das zweite Erlebnis war eine zuerst sehr freundliche Gruppe, die Sebastians Ratschläge gut umsetzen konnte und richtig viel Dorsche auf die Planken schickte. Am zweiten Tag war die eigentliche Menge von 15 Kilo Seefisch pro Nase erreicht. Gut was tun, ein wenig drüber ist ja nicht so schlimm, aber das Dreifache geht gar nicht. Also Zielfisch ändern, Heilbuttangeln stand an. Beim ersten Törn gingen zwei knapp untermaßige Hallis an die Haken, zurücksetzen Pflicht! Als die Gruppe ohne Fisch in der Kiste an der

Anlage ankam wurde gemault: »Warum haben wir denn einen Angelcoach an Bord?«. Dabei hatten zwei der Angler ihren ersten Heilbutt gefangen, auch wenn untermaßig, ein toller Erfolg. Kurz und knapp, die letzten zwei Tage wollte die Gruppe selber ohne Sebastian los, natürlich mit Kurs Dorsch und weiter natürlich an die Angelplätze der ersten beiden Tage. Das Ergebnis waren viele gute Dorsche, vier weitere Fischkisten und so im Schnitt 50 Kilo Filet pro Person. Okay, viel Gequatsche und blöde Aktion, aber was macht man denn da? Wir sollten nie vergessen, dass wir Gäste in dem schönen Land Norwegen sind und uns an Bestimmungen halten, denn ansonsten kommen schnell Vorurteile auf und die Gesetze werden verschärft.

Die Tabelle gibt Informationen über Mindest-Größe, Angellizenz und Besonderes.

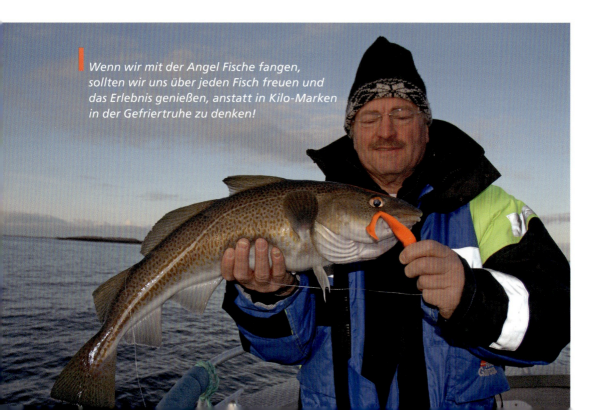

Wenn wir mit der Angel Fische fangen, sollten wir uns über jeden Fisch freuen und das Erlebnis genießen, anstatt in Kilo-Marken in der Gefriertruhe zu denken!

Länder	Mindestmaße Ostsee/ Nordsee/ Nordatlantik	Angellizenzen	Besonderes
Deutschland	Ostsee 38 cm	Schleswig- Holstein: Angler mit gültigen Fischereischein aus anderen Bundesländern 10 € pro Jahr. Touristen ohne Fischereischein 20 € für 28 aufeinander folgende Tage. Mecklenburg-Vorpommern: Erwachsene Jahr 30 €, Jugendl. 10 €, Woche 12 €, Tag 6 €, Touristen ohne Papiere wie in SH	
Dänemark	Ostsee 38 cm Nordsee 40 cm	Für das Angeln im Meer: Jahr 140 DKK (etwa 18 €), Woche 100 DKK (etwa 13 €), Tag 35 DKK (etwa 4,50 €) Für Jugendliche bis 18 Jahre und Rentner ab 67 Jahre ist das Angeln im Meer frei	
Norwegen	nördl. vom 62°N 44 cm südl. vom 62°N 40 cm	Das Fischen mit der Angelrute ist im Nordatlantik und seinen Fjorden frei	Aus Norwegen dürfen max. 15 Kilo Meeresfisch ausgeführt werden
Island		Das Fischen mit der Angelrute ist im Nordatlantik frei	Fänge werden in die Fischereiquote gerechnet
Polen	Ostsee 38 cm	Für das Angeln in der Ostsee: Jahr 50 Zloty (etwa 12 €), Woche 15 Zloty (etwa 4 €)	Pro Tag und Angler dürfen max. sieben maßige Dorsche entnommen werden
Holland	Nordsee 36 cm	Das Fischen mit der Angelrute ist in der Nordsee frei	

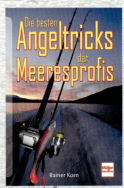
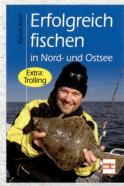
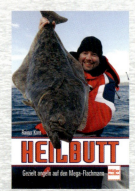
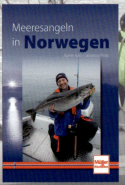
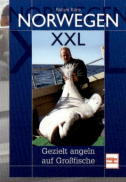
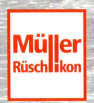